PARIVRTTI ALIGNMENT YOGA

重新激活顺位瑜伽手册

温俊民　李欣儒　著

四川出版集团　四川科学技术出版社

图书在版编目（CIP）数据

PARIVRTTI ALIGNMENT YOGA 重新激活顺位瑜伽手册 / 温俊民，李欣儒著. — 成都：四川科学技术出版社，2013.10

ISBN 978-7-5364-7756-8

Ⅰ. ①重… Ⅱ. ①温… ②李… Ⅲ. ①瑜伽—手册 Ⅳ. ①R247.4-62

中国版本图书馆CIP数据核字(2013)第237442号

PARIVRTTI ALIGNMENT YOGA
重新激活顺位瑜伽手册

出品人　钱丹凝
著　者　温俊民　李欣儒
责任编辑　张　蓉
封面设计　张　勇
责任印制　周红君
出版发行　四川科学技术出版社
地　址　成都市三洞桥路12号
邮　编　610031
印　刷　四川五洲彩印有限责任公司
成品尺寸　165mm×230mm
印　张　7.5
字　数　140千字
版　次　2014年1月第1版
印　次　2014年1月第1次印刷
书　号　ISBN 978-7-5364-7756-8
定　价　19.80元

■版权所有·翻印必究■

■本书如有缺页、破损、装订错误，请寄回印刷厂调换
■如需购本书，请与本社邮购组联系。
地址：成都市三洞桥路12号 电话：028-87734035
邮政编码：610031 网址：www.sckjs.com

谨以此书献给以下的老师们，
感谢他们对瑜伽做出的贡献以及对我们的影响！

Sri T.Krishnamacharya

B.K.S.Iyengar

Sri K.Pattabhi Jois

T.K.V.Desikachar

Sharon Gannon & David Life

Lois Nesbitt

Ana T.Forrest

Max Strom

感谢对此书提供帮助的所有人

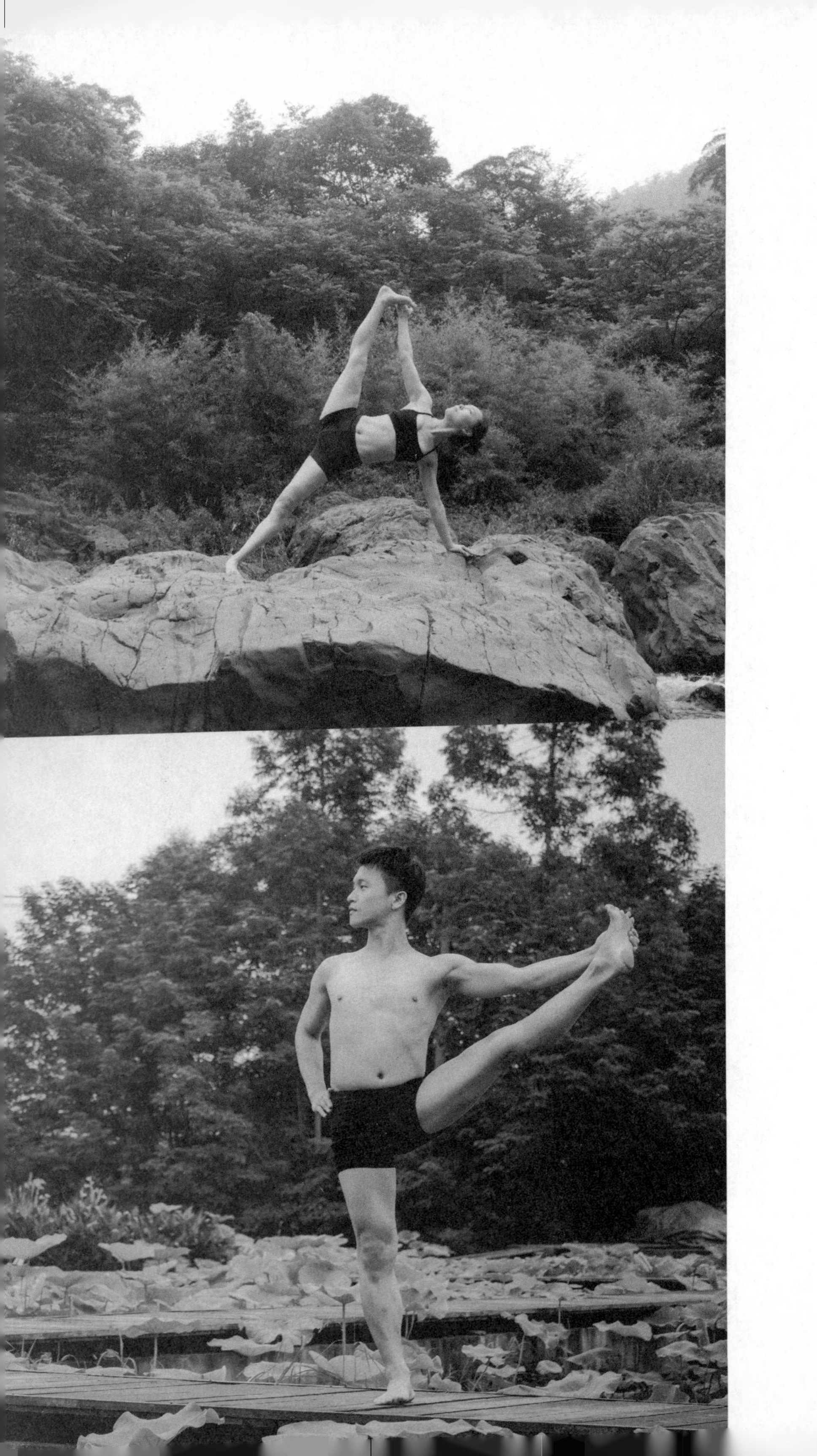

前言
FOREWORD

DREAM &
LOKAH

我们是新一代的瑜伽先锋，除了瑜伽，没有任何关于舞蹈、武术、运动等方面的训练基础，所以我们更能切身感受和理解普通练习者身体和心理的状态。这本手册包含了这些年来，我们超过上千小时浸泡式的瑜伽学习与工作的结晶，高水准的自我练习和不断体验各种身体练习方法、学习经典哲学，从生活与教学中得出的一些心得与感受。再华丽的文字也无法完全、完整地阐释瑜伽的全部真谛，这本手册的目的仅仅是鼓励大家用不同视角去看和去亲身体验瑜伽练习的奥秘。对于初学者来说，这本书将是一本通俗易懂的手册，对于有经验的瑜伽老手来说，这也将是一次对瑜伽重新认识的机会，你无需纠结这本书到底是属于什么流派的瑜伽，和你所练习的会不会有冲突？我们认为最重要的还是你的练习方法是否能让你真正觉知和懂得生活的艺术。让我们敞开心扉，放下成见重新启航吧！

我们相信冥冥之中是瑜伽选择了我们，它让我们成长，让我们学会专注与内省，去追寻存在的意义。我们跟随过影响着当今瑜伽发展的权威老师们如：Jivamukti yoga 创始人David life、Sharon Gannon；Anusara yoga创始人John Friend；Ashtanga vinyasa yoga创始人Shri Pattabhi Jois的孙子R.Sharath Jois等等；Dream也曾踏上印度这个瑜伽发源地去追寻灵性与纯粹的瑜伽。我们时常行走于东南亚各地和各路的Yogi（瑜伽士）连接，保持与外籍名师在心智与教学上密切合作与交流。这些经历都激发了我们的瑜伽教学理念与灵感，也推动了要写下这本练习手册的意愿。

燃烧着对瑜伽的激情，相互推动着，激活对方，让我们都处在不断更新的状态中。现在是时候将我们用实践总结出的成果分享给大家，这其中包含我们认为最有效的哈他瑜伽体式（Asana）、呼吸与能量调节等方法。愿这本手册能重新激活大家对身体的认识和理解、激活思想和认知能力、激活对生命和生活的热情与爱！

这本手册不炫耀体式的难度和繁复的精准度，不用一些晦涩难懂的理论把你从黑暗与困惑中带入更深的黑暗中，也不用一些固定的套路去给你的思想设下重重限制，让练习陷入茫然和诡秘的漩涡中。就像Dream常说的：“如果你不能很简单的说明一件事情，那证明这件事情你还不太懂。”这本练习手册是一个如水晶般透彻的思路，把你从浩瀚的概念和固定的套路中解放出来，用简单、顺位和有效率的方法，重新激活你的身体和思想，让你拥有一个更清晰、更开阔的视野，来探索自己，去创造方法，真实的表达自己。

生命是一条动态的河流，艺术处于不断成熟的过程中，我们永远有机会做一些选择来改变自己去成为生活的艺术家。瑜伽的生活方式是我们自己的选择，瑜伽老师是我们的职业，虽然我们在生活中有各种不同的角色，但是每个人最终的目标都是希望能够成为自己、欣赏自己，同时成为一个懂得生活的人。

如果你尝试带着初学者的心来阅读本书，你会觉得自己不是在读一本书，而是和我们做朋友，我们在用文字来与你交流，不希望你把我们放在不可触及的高度，把我们所说的理论和信念全盘照收。我们希望自己是一面镜子，可以让你更好的看清自己，做一个清醒的人，一个充满生命力的人一个真实的人，只有在自我认识的过程中，我们才能是鲜活与快乐的。

瑜伽不仅仅是垫子上的运动，瑜伽的意识可以反映在你做的每一件事情上，吃、睡、想、工作、玩耍和爱。让瑜伽成为一种转化的工具，一种觉醒的活动，不管这是来源于练习体式、学习阅读、沉思冥想还是奉献和爱，它们始终是瑜伽，这条路既是过程，也是终点。保持对周遭事物的敏感度，同时也坚定的活出你自己的风采，你比想象中更伟大，祝福你，我们的朋友！

PARIVRTTI ALIGNMENT YOGA

目录
CONTENTS

1 CHAPTER PARIVRTTI YOGA

瑜伽之道

PARIVRTTI
YOGA
源头

1/1
CHAPTER

我们的注意力经常频繁地被思想导向它喜欢的地方，因为思想习惯地以这样的方式去思考，这种持续地去往同一方向的条件作用被称为Samskara。

Samskara——习性：是所有我们习惯的特有的行为模式的概括。根据科学研究的数据，一个人每天的活动中，有超过40%是习惯的产物，人类与动物的区别在于人类更多地活在情绪中。愤怒、恐惧、忧虑、悲伤等这些情绪习惯性地在头脑中占据主导地位。每当一个人面对特定的境况时，这些情绪将不断习惯性地出现，强烈的自我感情占据了整个理性思考，心智无法进入更高的层面清晰的关照和做出更好的决定。身体也习惯性的进入不协调的运作模式，最后导致疾病的产生。所以习性对我们的健康、效率以及幸福会起决定性的影响。Samskara习性，可以是过去的累生累世积累下来的（如果你相信轮回），也可以是从生命中的某个时间段形成的模式。瑜伽的练习最重要的功效就是净化积累在身体中由于情绪积累形成的障碍，让心智更清晰地觉察到自己的Samskara，从而不再受限于它。

当觉知不断扩展变大，那些旧有的困扰着我们的Samskara将不再能影响我们。这意味着我们以鲜活的状态活着。我们需要停止头脑中的自动导航模式继续带着我们走向无尽的轮回，重新唤醒内在觉知，重新规划人生的路线。这种重新定位（导航）

的活动叫做Parivrtti：Pari是梵文，翻译过来是“恢复觉知”，Vrtti的意思是“活动”，合起来就是恢复觉知的活动，也意味着重新激活。

瑜伽的发展往往会与某种教义或灵修方式联系起来，有的老师会要求习练者以素食、禁欲、断食或各种清洁法为前提先去净化方可提升，有的门派要求必须从最初级的序列做起，有的老师会要求必须先学习静坐冥想，有的要求必须掌握繁琐的呼吸练习……这一切都不是问题。真正的问题是，你所做的练习并不是发自内心自然而然地想要做的，不知道什么时间应该开始或结束，不知道什么是真正适合自己的，什么是无用功，你做的只是无意识地重复着一些书本与教义上的道理，就如同循环的走在迷宫中的同一条路上，无法用清晰、明朗的心智去决定方向，以致始终找不到出口。那么你的练习就是一场灾难，无论再多的努力，你只是在为满足虚荣的小我而始终无法真正的实现真我的连接，慢慢地，你的内心世界开始分裂，思想持续斗争，和谐与平静只是表面的掩饰。

所以，让瑜伽变成一场变革，让它成为你生活的艺术，没有一种艺术可以仅仅通过教导和理念来掌握，它需要自由的意志与内省，它必须支持生命的鲜活与成长，像山川河流、树木花草般的自然与美丽，它需要灵感的闪现来突破一切局限与障碍。

让我们的思想在每次的练习中变得更清晰一些，用简单的原则，从里到外的打破固有模式，进入到新鲜的状态，这样，身体就越来越不受习惯的模式所限制，随之而来的就是你会越来越觉知，什么对你来说是最适合、最需要的，这种重新定位的练习方式就是Parivrtti Yoga。

Parivrtti Yoga不仅仅是一场身体的活动，它让你的生命之道与宇宙运行之道和谐的统一，它渗透于你生活的每个片刻，生命的每个当下，就像婴儿一样，将自己与环境融为一体，不受任何理念的拘束，就是让自己这样简单的存在着、体验着，同时保持一种动态的警觉，这种意识的延展就好像一个围棋大师，在对弈当中关注的不仅仅是下一步棋，而是全局，所以，要让自己的意识不断的成长，让行动更清晰更具有效率。

上善若水，水善利万物而不争——《道德经》

鲜活的意识就像流动的水一样，它如此柔软，所以尽显优雅；它处于无形，所以充满无限可能性；它润泽万物，却默默无声；它坚硬起来如冰山，磅礴起来如瀑布，瑜伽练习要充满水的品质，那样的顺其自然，没有阻滞，因为我们的生命就像水一样永无停息的流动着，所以瑜伽是一个动词，不是一个名词，去体验，真实的表达自己，随着你内心的向往，让生命鲜活、欣喜的流动。

我们承认，练习是产生理论的基础，但是麻木的练习会让你的瑜伽之路走入一个误区，同时你的理论也是空洞和死板的，浪费了太多的能量和激情，最后导致练习的无所适从。所以，一个全新的意识、创造性的方式才能进行有效率的练习，这就是Parivrtti Yoga所推崇的，同时要去提出疑问，这不会对你造成任何的影响，只会让你成为一个探索者，你需要勇气才能够让自己保持在一种探索的状态。去寻找答案是一趟未知的旅程，你要保持一种敞开的、不知道的状态，把唾手可得的答案放在一旁，停止盲目的相信或是武断的不相信，自己去品尝，去检验真理，成为一个探索者，用自己的身体去验证，不要让方法和套路去束缚你、限制你的练习，由你来创造属于自己的练习，并超越你自己。

PARIVRTTI
YOGA
原理

1/2
CHAPTER

说到Asana，我们不得不提到Sri T.Krishnam--acharya这位现代瑜伽之父，当今关于身体练习的绝大部分体式都是来源于他的教授。他所教授的学生影响了近百年的瑜伽风潮，因为他们创造了当今主要的练习方式，如：Ashtanga Vinyasa Yoga、Iyengar Yoga等等，所以在此特别向他致敬。

现代瑜伽的体式并不是什么源远流长的传承，它是融合了印度武术、摔跤、舞蹈、体操等元素近几百年才发展出来的。Asana之所以如此的特别，是因为它会给练习者带来十个礼物：放松的思想和身体、对生活和周遭事物积极的态度、体力与精神的焕发、自我认同提升带来的自信、自我安全感的增加、自我觉知的延展、记忆力的开发、深度的睡眠、积极的意志力、自我个性的培养。同时，Asana是个人情感的表达，是具有感染力和冲击力的，越接近其真谛，人工的修饰就越少，个人的精神由此显现，这时与地球母亲稳定和喜悦的连接会持续增长。

练习体式会上瘾？是的。用现代科学来解释瑜伽体式的效用，通过对身体肌肉和关节专注的协调、精准的控制，促使身体释放叫做内啡肽的类吗啡生物化学合成物激素，这会让练习者的大脑产生快感，并增强认知的转变，增加思想冥想状态持续的时间，所以，Asana的目的是让我们的日常生活更舒适、更简单。

Asana不需要漂亮的服饰和配套的用具，当我们焦急的寻求精准和繁杂的技巧时，它还存在一些秘诀。这个秘诀就是简单和稳定，体式不需要花俏的展示，修为越高的瑜伽士越趋于朴实无华；越是境界不够的人，越喜欢用花俏的东西来装饰自己。

在梵文中Asana也具有“去成为”“去建立某个特定的姿势”的意思，所以它是一个动词，并具有创造性，我们把它的练习分为三个阶段，分别是：初级模仿阶段、技巧运用调整阶段和融会贯通无我阶段。

在初级阶段，瑜伽练习者对Asana一无所知，但是充满热情，通过书籍、视频以及老师的演示而模仿，仅仅停留在身体层面的练习。

第二阶段是技巧运用调整阶段，在这个阶段，你开始了系统深入的瑜伽练习，其中包含各式各样的练习方式、各种呼吸控制、各式各样校准技巧、人体解剖学等等，毫无疑问，此时，你对Asana有了一个理论性的认知，但是，这个阶段往往也是危险的，因为你的Samskara（习性）就这样在不知不觉中形成，外界的知识和理论让你的心智受到束缚和影响，丧失了探索的精神，你开始带着头脑来练习。

第三阶段中“无我”的意思并不是“没有”“自我”，而是意味着通过多年有觉知的练习后，你的技巧根植在身体的细胞中，动作与姿势相融合，自在的流动，没有努力，没有头脑的存在，把自己从有形中解放出来，掌握技巧的方式越来越接近“无心”，流露出来的是个人的精神状态，在瑜伽中，身体的完美意味着美丽、优雅、力量、纯净、钻石般坚硬和耐力。

Alignment顺位：在字面上的意思是“整齐排列”，或者是“结盟、协调”，在身体层面，它意味着将身体按照其自然的运作方式调动和调整。在西方解剖学中，当肌肉和骨骼、内脏器官处在一个相对协调的状态上，人体就会相对的健康；在意识层面，它意味着思想与大自然或整个宇宙的韵律调和。在很多的瑜伽书籍中，它也被称为“正位”或者“校准”，顺位会带来能量与疗愈，哈他瑜伽中，体式的练习就是一种让身心回归顺位与协调的方法。完成Asana不单纯是简单活动身体，摆出姿势，其中包括了精微的调动和调整身体的特定部位，与此同时，让呼吸顺畅的流动在体式当中，从而让能量气进入到身体的特定部位当中，这是一种意识与身体联接的多点，专注，与内在的观照，这是一个从整体到局部、从粗放到精妙的练习。

Alignment（在此书中统称为顺位），如下图演示的，如同中国传统的技艺榫卯：两个木头不用其他材质的钉接以凹凸处理的方式连接在一起，成为一个高强度的完美整体。不同构件之间的线脚和平面浑然相接，取得完整统一的效果，使之左右逢源，上下贯串；结合处由于有略微松动的空间，当无数榫卯组合在一起就会出现极其复杂而微妙的平衡。

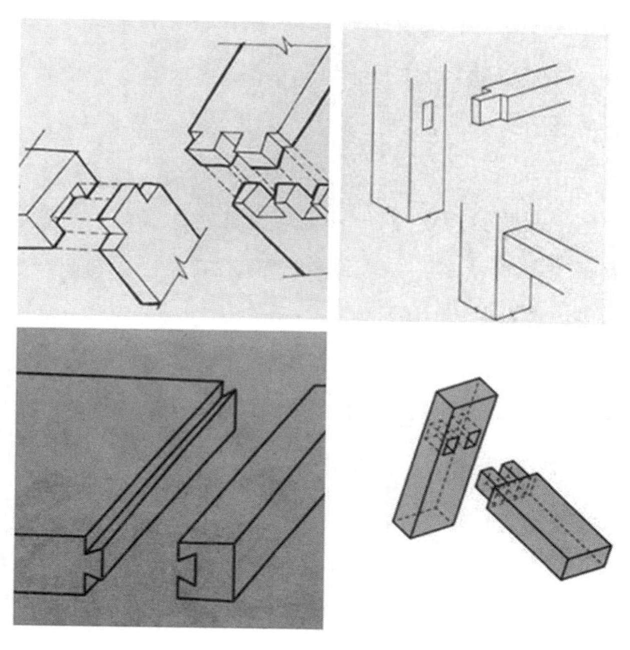

（Alignment图示）中国传统的技艺榫卯图

一个由榫卯建立的建筑物，宏观上是一个平衡、稳定的整体，微观上你可以发现，它的内部是由各种不同种类的连接构成的，它没有借助一根不同材质的外在连接，但是就是这样，它们却能构成一个地震、台风也无法摧毁，经得起岁月磨炼的奇妙建筑。

现在的都市人，已近乎机械化，失去了原有的敏感度。人体本身就是一个奥妙，在顺位练习中，身体层面上的连接就如同榫卯一般，有着特有的连接方式，既紧密，又有相对空间：如我们关节与关节窝的连接、肌肉与骨骼的连接、身体根基与地面的连接、四肢与脊柱中线的连接、体式与体式之间的连接、呼吸与动作的连接，等等。因为人体是具有如此的差异性，所以，没有一个顺位原则是适合于所有人的，我们要灵活的应用一些原则。

在意识层面，这是一种既有控制使用技巧，又需要保持顺畅流动的状态：如同动作与情感的连接、意识与精神的连接、个体与整体的连接。

人们总是认为篱笆外的芳草比自家的翠绿，因为许多人的注意力都不在自己身上，我们从小到大被教导的方向也许并不是我们本性想要去的方向，多少人有机会去开发自己的潜能？多少人意识到自己到底想要什么？周围的人期望你想要成为某个样子，你就努力成为那个样子，但是到了最后，你能感到满足吗？你不断的寻找，我少了什么？我要什么？也许我想要的是一份收入不错的工作、一位体面的伴侣、更大的住所、更名牌的汽车……当然，这都没有错，但是不要让这些成为你最终的目标，不要被这些欲望所驱使而错过美丽的事物，就像一个只是想歌唱而唱歌的人、一个没有模仿只是单纯的画出心中所想的作画者、一个只是想要分享故事的讲述者……那到底什么才是身心顺位的状态？我们的目标是激发你重新认识到，思想与身体是相互作用的，当身体顺位的练习持续，思想也在悄然的发生改变，接下来，我们将介绍如何使用身体的练习，让顺位发生吧！

PARIVRTTI YOGA 实践练习说明

1/3 CHAPTER

瑜伽是一门艺术，除了是身体上的练习，它还是思想与心灵完美的融合，它不能单纯的谈论和学习就可以获得，它是一门实践的科学，需要你亲身的参与，再从持续的实践中得到属于你自己的结论。

人的多样性导致瑜伽发展至今有很多方法，不同的地域环境、不同的职业、不同的运动习惯、不同的身体条件、不同的身材比例、不同的心理状态等等都会直接影响练习的选择。比如说一些练习者具有力量的优势，喜欢练习支撑类的体式，而逃避后弯的练习，但是一些身体具有柔软优势的练习者会比较喜欢做伸展类型的体式，而忽视了力量的练习。

Parivrtti Yoga并不是一种新的技术，而是一种恢复觉知的训练，它不是从某一个角度，而是从所有的方位来观照你的自身，强调的是简单、实用，因此我们将不再受制于固定的方法。因为，如果一个人心存偏见，或者执迷于某个固定的套路，他将不能充分的完整表达自己，就瑜伽本身而言，它是人与自然的和谐统一。

记住，没有通用的方法能适合所有的人，但是所有人都适合练习瑜伽。在我们身边可以看到，很多人通过练习瑜伽恢复了身心健康，这也是为什么瑜伽能风靡全球的原因。

以下是介绍练习时使用的呼吸和基本体式类型及所具有的意义和实效，你可以根据实际情况来设计属于你的练习，最后，我们强烈建议如果你没有任何瑜伽练习的基础，最好能找到一位有经验的专业瑜伽老师，在他的指导下开始你的练习。

呼 吸

你在寻找我么？我就坐在你身边。我们一直肩并着肩坐在一起。……当你真的要寻找我的时候，你就会看到我就在转瞬之间。学生呀，告诉我，什么是神？他是呼吸之气。

——卡比尔《神秘诗集》

在最初的练习中，大多数人把身体层面的练习看做是瑜伽，他们很少关注怎么去呼吸，怎么感觉呼吸，怎么把呼吸与身体和动作协调，很多人倾向于身体的灵活性、柔韧性，也许你只是想要知道能掌握多少体式、能在头倒立上停留多少分钟……但是，比这些外在显现更重要的是：我们如何运用呼吸来协调身体。

在练习过程中，我们鼓励你有意识的呼吸，开始的时候你可以张开嘴巴，让更多的空气进入到肺部，去感觉胸腔能够更大限度的扩张，用新鲜空气激活你的肺部，这就是胸腔呼吸法。要知道，你的肺部远比你想象的更有弹性。有很多种方式可以用来形容这种呼吸的声音：有人说它像海浪拍打海岸，有人说它像风吹树叶等等。你只需要让喉咙发出类似的声音，当你的练习越来越深入，你会发现，呼吸是一种很自然的事情，随着体式的需要，呼吸可以有不同的强度和频率。

记住这个原则：在大多数体式练习中，吸气能让你精神振奋并调动力量，呼气能让你获得更多的放松和伸展。

有意识的呼吸是我们拥有的最有力的自我转变工具，它会带来：强健的肺部，更大的肺活量；更健康的心脏；神经系统会平静下来，减少压力，随时随地保持稳定的心理状态；别忘了，好的体式能带来好的呼吸，好的呼吸能促进体式的深入。我们鼓励你让这种胸腔呼吸方式贯穿所有的练习。

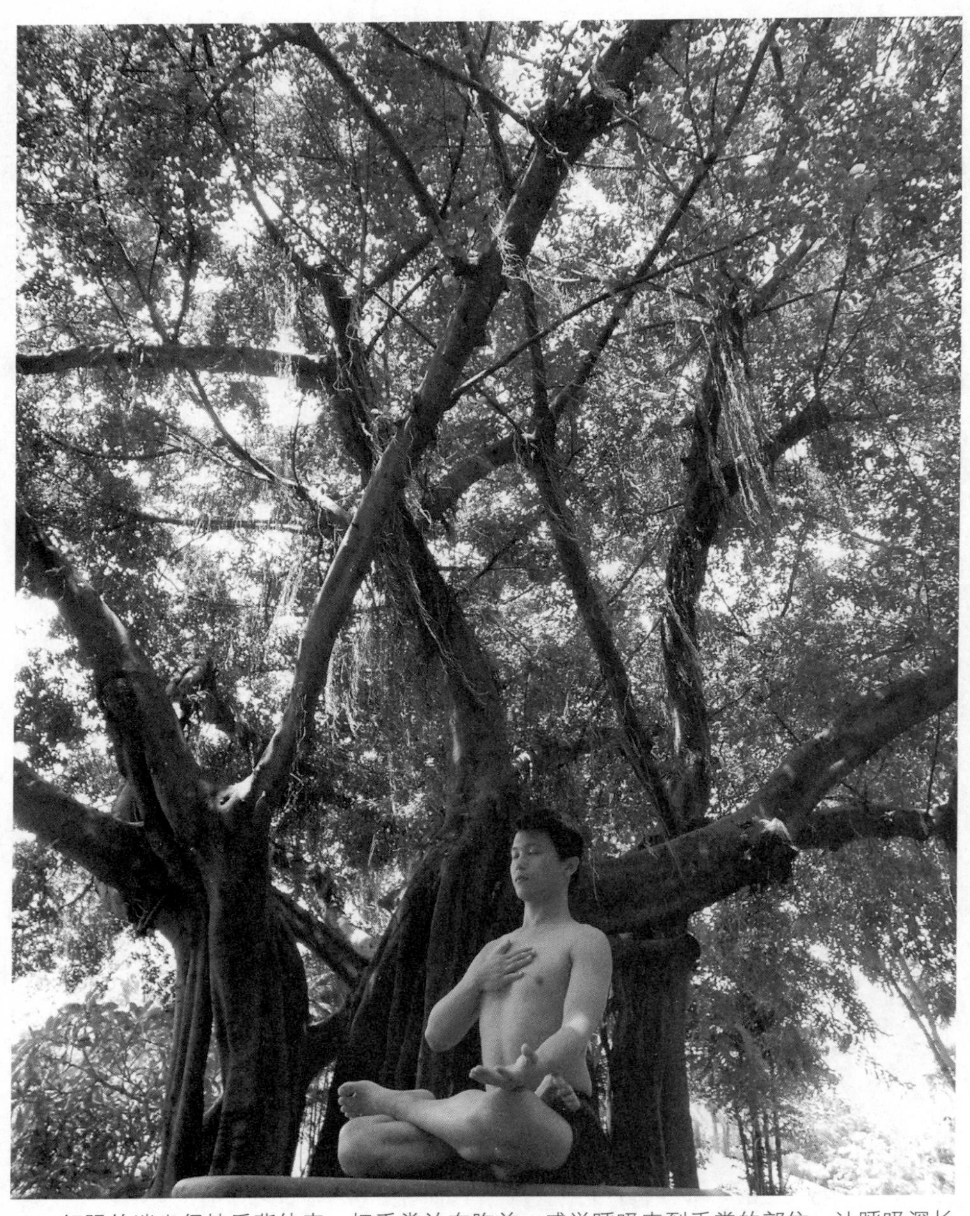

舒服的端坐保持后背体直，把手掌放在胸前，感觉呼吸来到手掌的部位，让呼吸深长且缓慢闭上眼睛，享受这个呼吸练习，当然最好在大自然中做这个练习。

激活的开始

手脚的激活：手脚是身体最远端，是我们与外界连接最多的部位，手脚上面有很多影响身体内部循环的神经与穴位，但是在我们日常生活中，手指和脚趾都没有太多的机会能有意识的伸展。在瑜伽练习中，手指和脚趾的伸展是一种习惯和能量上的改变，这会直接影响你整个思维方式，所以，激活手脚至关重要（见下图）。

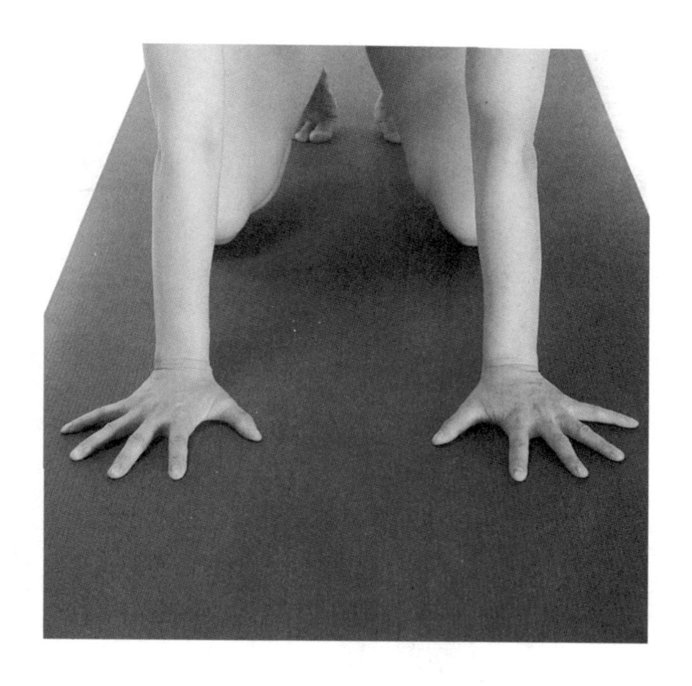

※手指尖的5个点与地面充分接触

※食指根部与地面接触

※手掌中线与地面保持空间

※脚趾完全展开

※大脚趾根部与脚跟内侧这两点与地面接触，形成内侧足弓

※小脚趾根部与脚跟外侧这两点与地面接触，形成外侧足弓

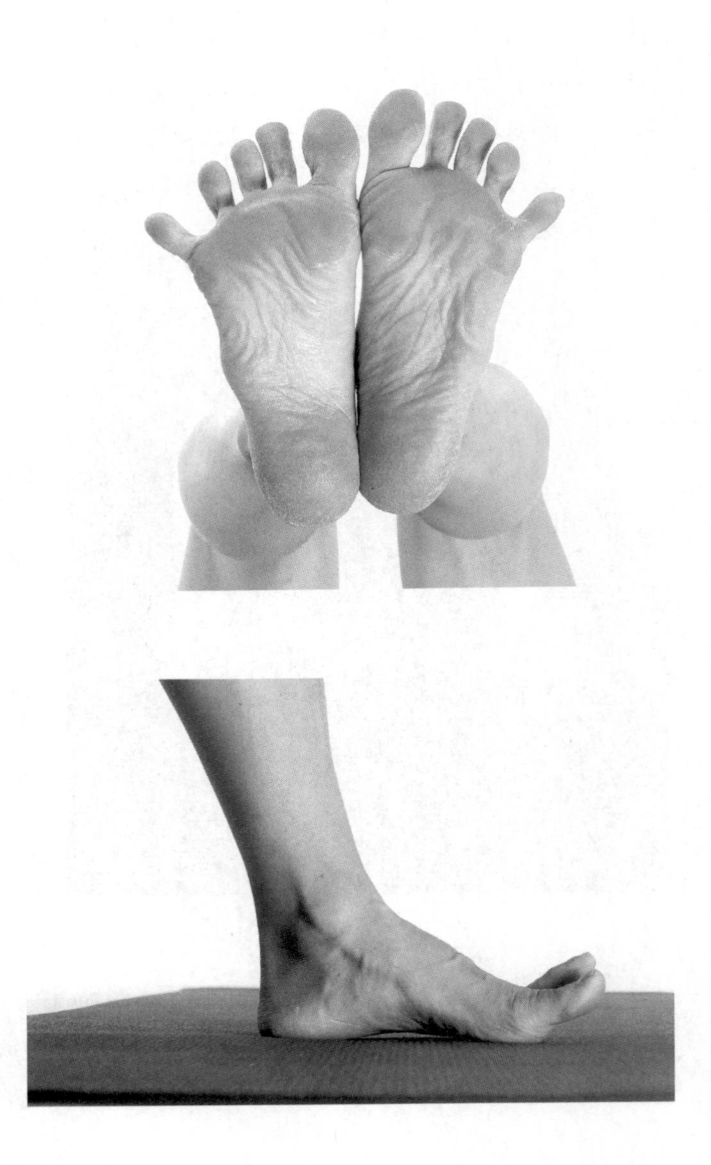

基本体式类型及其意义

下肢与骨盆（髋关节）的激活：详见第二章体式实践的下肢与骨盆激活篇。我们是直立行走的物种，为了实现身体最理想的运作状态，必须教导你的下肢来支持你整个身体的架构，如同印度诗人卡比尔所说的："扔掉所有假想的事物，站稳你的位置吧"，由此可见下肢对整个身心的影响。当你的腿部、膝盖和骨盆关节周围的肌肉增强，你会体验到关节得到保护和润滑。下肢的稳定给予我们力量、平衡与灵活，它连接我们与大地，支持着我们，我们需要让双脚稳定根植在地面上，才能自由的提升和展开，从而沉着的去应对生活的挑战。所以，下肢的激活练习是下面所有练习的基础。

上半身的激活：这包含了人体大部分的脊柱、上肢、头颈部、呼吸系统、消化系统，而瑜伽体式的效应主要针对人体的呼吸、消化和循环系统。在这部分的练习当中，我们会强调扭转、腹部核心、上背部和肩膀、后弯与倒立。

扭转激活：详见第二章体式实践的扭转激活篇。在身体层面上扭转是一种尤其强烈的解毒剂。当我们扭转，给内在器官施压，然后，我们在扭转中呼吸，缓和这些压力，就像把脏水从抹布中拧出来，储存的污垢可以从器官中被释放出来。当我们呼气或从扭转中放松时，器官就重新恢复活力，从而能更好地去进行它们的工作。在意识层面上，扭转是一种对过去的回顾，让你更好的认识和肯定过去，只有懂得尊重过去，我们才会拥有更好的未来。

腹部核心激活：详见第二章体式实践的核心激活篇。这是传统瑜伽练习容易忽略的部分，但是现代科学证明，缓解腰背疼痛的症状可以经由腹肌群的增强而缓解。同样，在后弯、前弯、扭转、倒立、支撑……你可以看到，几乎所有类型的体式练习都需要核心的稳定，所以，你知道它有多重要了吧？在意识层面，核心意味着我们的个性、主张、热情、驱动力。

上背部肩膀激活：详见第二章体式实践的上背部与肩膀激活篇。上背部和肩膀区域是心肺、免疫与呼吸系统所在地，这个部分对于瑜伽练习者来说是精细的，几乎所有类型的体式都会涉及这个部分的调动，它不是通过意志的控制就可以改变的，它只会随着你整个瑜伽练习的进步而发生质的改变。

后弯激活：详见第二章体式实践的目标体式激活篇。此包含后背激活，后弯让我们全然打开自己的心扉，去接受内在给予我们最深的祝福与快乐；在身体层面上，后弯能刺激中枢神经系统，同时提升整个身体能量，缓解头疼、高血压和神经衰弱，这些后弯体式能增强肾上腺、肝脏、肾脏和胰脏的功能；在能量层面上，后弯能够为更自由的呼吸去创造空间，带来一个更清晰的思维。

倒立与支撑激活：详见第二章体式实践的目标体式激活篇。当我们的世界上下倒置过来时，倒立教我们去保持专注和活在当下。瑜伽士相信，颠倒我们和地心引力的关系能给予整个身体能量和稳定。生理上，倒立对于身体的循环系统来说是一份瑜伽的礼物，让新鲜富含氧气的血液更自由地循环流动，像一杯黑咖啡一样，是积极的态度与能量的提升，同时给内分泌系统带来平衡；心理上，倒立让思想清明和让心灵重新恢复活力，同时也给予我们一个对平衡和稳定重新的领悟。

手臂支撑是一种综合练习，它需要腹部核心和下肢的支持来完成，同时，锻炼手臂肌肉的力量从而去建立肩膀的稳定性，从手指到上背，在静止与活动当中保持一种平衡；在意识层面，它会带领你回到当下，保持一种内在的动态平衡，学习让手臂去承担身体的重量，这是一种建立信心的开始，自己把握和支持自己的生活。

最后就是坐姿沉静与放松篇，不要小看这些简单却有疗愈作用的体式，它们就像肥沃的土壤一样，滋养着我们。

在这里要注意的是，虽然我们把身体分解来激活，但是，朋友，归根到底瑜伽是一个整体的练习，环环相扣，互不可分，相辅相成，这本书的体式是我们在持续的练习后精选，旨在清晰，有效，能被大多数人所接受，如果你想了解更多的瑜伽体式，我们建议参考艾扬格大师（B·K·S·Iyemgar）所著的《瑜伽之光》这本书。

PARIVRTTI
YOGA
行动

1/4
CHAPTER

如何去判断一个瑜伽老师的品质？换句话说就是瑜伽士应该具备如何的品质？在我们多年的瑜伽游学中，遇到过很多具有魅力的瑜伽士，他们都是具有着鲜明的个性，真诚，始终保持着鲜活的状态，充满了对生活的热爱，从平实简单的话语里你都能感受到他们生命的脉动和对生命的爱，用根植于生活的哲学和自身的体验来影响和感染你；他们不会用固定的模式和麻木的态度来对待你，也不会僵硬的套用经典来显示其权威，他们会看到每个人独特的天性和无限的可能性，从而去激发和挖掘你的潜力，启发你的创造力和唤醒内心的美好品质。

为什么我们要写上面的话语？朋友，如果你想踏上瑜伽这条路，你可以向上面的优良品质看齐，这就是激活你内心蓝图的开始，去做吧，去成为这样的瑜伽士！

当没有老师在我们身边时，一些问题始终困扰着我们：今天起来我要练习什么呢？为什么我这段时间有些懈怠呢？什么是我迫切需要的练习呢？我什么时候才能做到目标体式呢？等等问题让我们的身体越来越找不到感觉，思想没有头绪，练习始终停滞不前，我们要如何去开始？去解决心中的困扰？

让我们现在开始练习瑜伽

制造一个神圣的练习空间，不需要太大的地

方，整洁就好，最好离开床，因为，有时候惰性会把你拉回到床上去。在练习的地方你可以放一些神圣的物件，可以是你生命中最爱的人的照片、美丽的花、你重视的东西，它们可以时时提醒你，你的练习是神圣的。

每天选择一个相对固定的时间段做练习，时间长短不是最重要的，有质量的练习才是关键。

在练习开始可以安静的坐下来调整呼吸，或者播放唱诵Mantra（曼陀罗或称咒语），如OM（神圣的）之类。

当你每天站在垫子上开始第一个动作时，都要去尝试提醒自己，今天是新的一天，我是全新的，这不是机械性的重复着体式，我现在是在探索这个身体的奥秘。关照并接受你每天的状态，允许低潮期的存在，并探索其原因与解决方案。

与你志同道合的人一起探讨与练习，相互的推动或定期参加集体的练习是一种提高自我练习效率的好方法。

每次练习中在头脑最清晰和身体最活跃的时候给自己一些挑战，如一些害怕的、不擅长的体式，但切记要记得顺位技巧和安全性哦。

记住！在练习过程中，不管你练习进行到什么地方，如果你觉得身体不适，或者状态不理想，可以随时停下来，做一些简单的呼吸调整或者直接躺下休息。

练习完成后，坐下来调息，在内心做出美好的祈祷，把今天的练习奉献出去，或者赋以练习一些意义去支持你生命中更大的目标。

最后给自己今天的练习一个肯定，并耐心对待自己的成长，因为即便是一点点的进步都是伟大的。

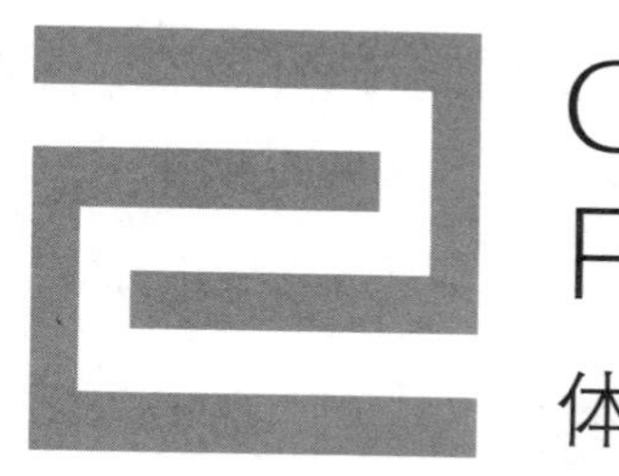

CHAPTER PARIVRTTI YOGA

体式实践

PARIVRTTI

YOGA

向太阳致敬

2/1

CHAPTER

向太阳致敬式，唤醒和温暖整个身体，为Asana的练习做准备，虽然版本很多，但每一个都最大程度的活动身体，通过一呼一吸把动作串联在一起，版本、次数都由你来决定，甚至在体式与体式之间都可以用它来连接。

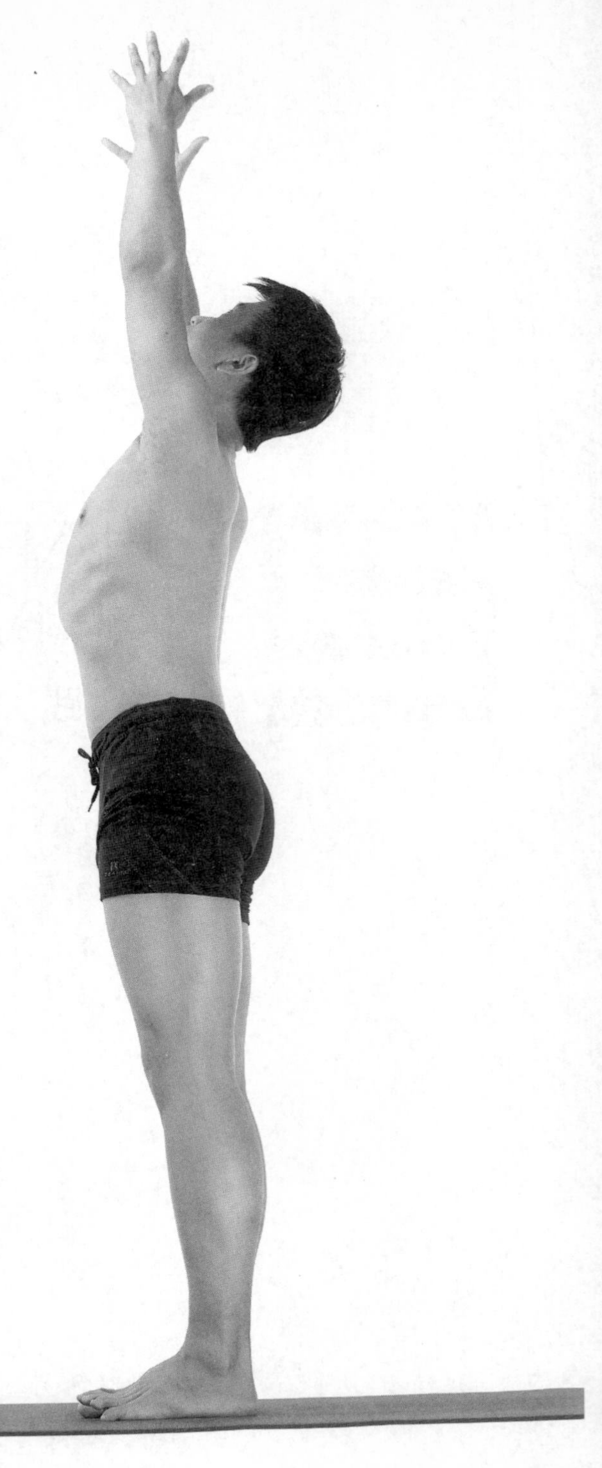

山式手臂向上伸展，保持下肢与双脚根基稳定，吸气延伸双臂向上，展开两侧躯干，激活双手，双肩下沉，促进心肺血液循环。

前弯伸展 Uttanasana

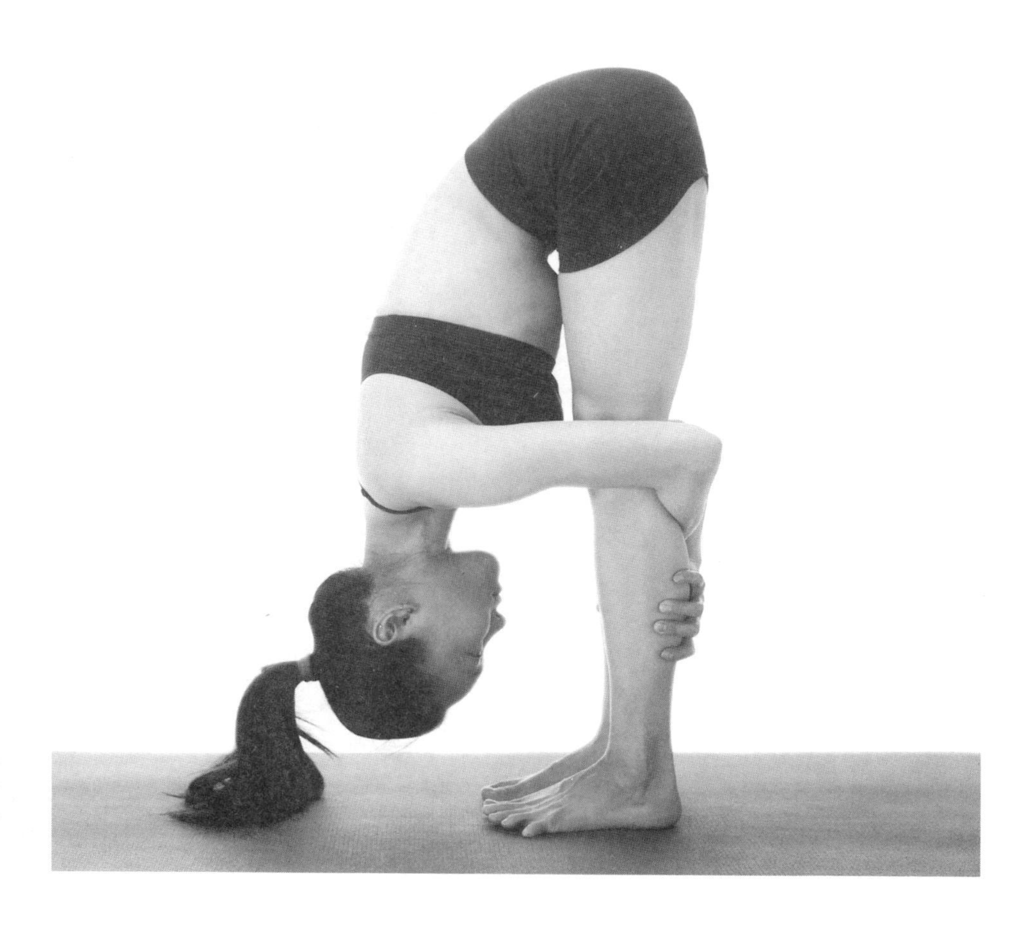

双脚根基激活，身体重心中立，两侧坐骨向上，呼气伸展躯干向下，腹部内收上提，颈部放松，伸展脊柱于身体背面、大腿后侧，达到舒缓神经，让血液滋养头部。

前弯上半身伸展向前

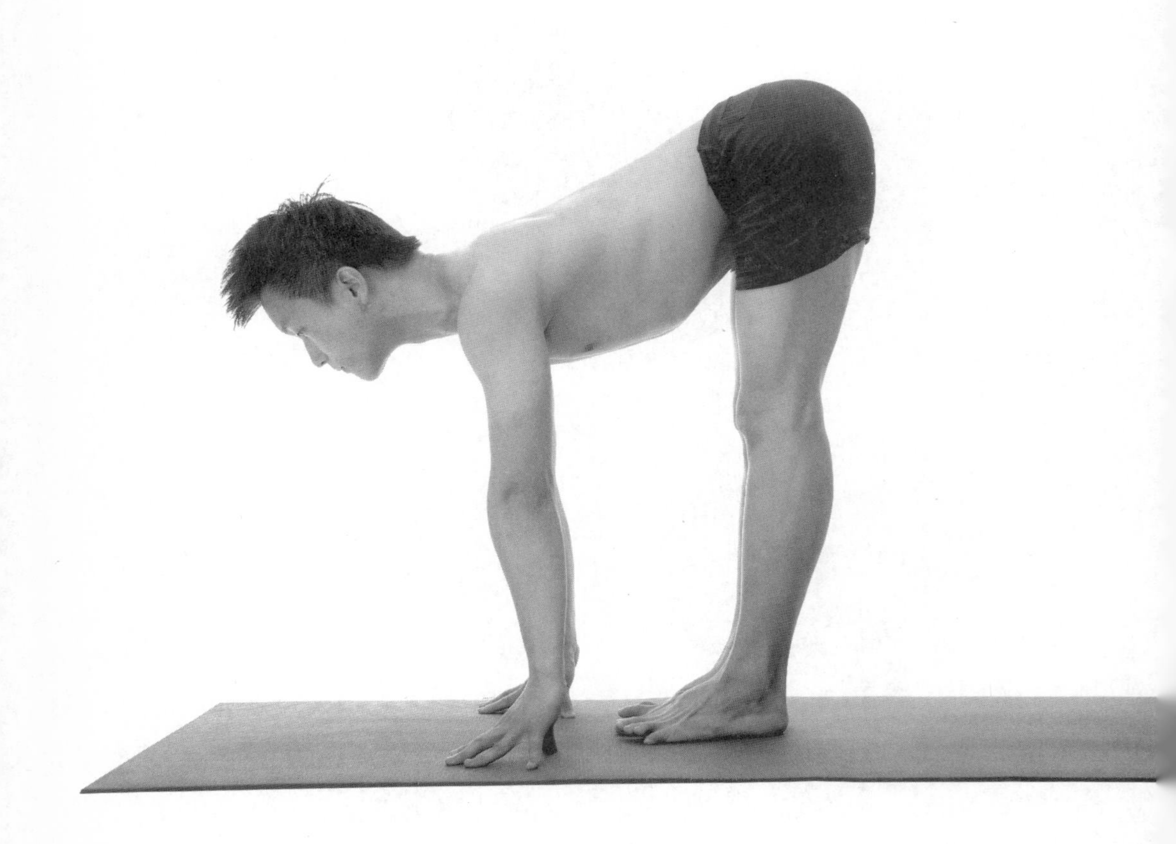

身体重心中立，下背部凹陷，吸气打开胸腔向前延伸，增加脊柱的灵活度。

下犬式 Adho-Mukha-svanasana

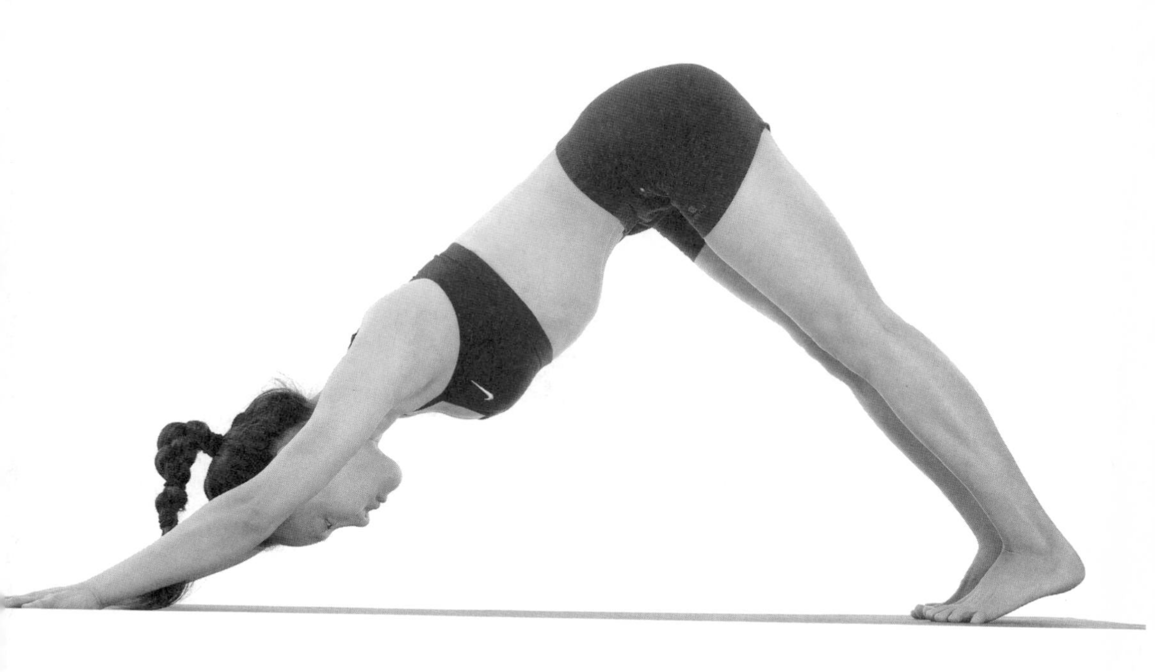

手指手掌根基激活，充分与地面连接，激活四肢，呼气身体背面充分伸展，可消除疲劳，缓解腿部僵硬与跟腱的不适。

四肢直棍式　Caturanga-Dandasana

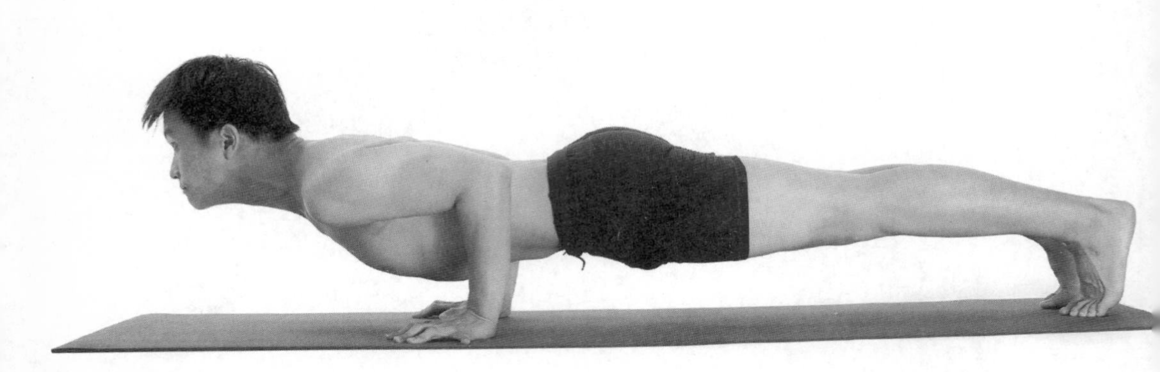

呼气弯曲手肘夹向两侧肋骨，手指手掌充分激活，四肢充分调动，核心稳定，从脚跟到头部拉长身体，强健手臂与手腕力量，同时收缩和调动腹部内脏器官。

你可以选择以下两者之一：上犬式或者蛇式

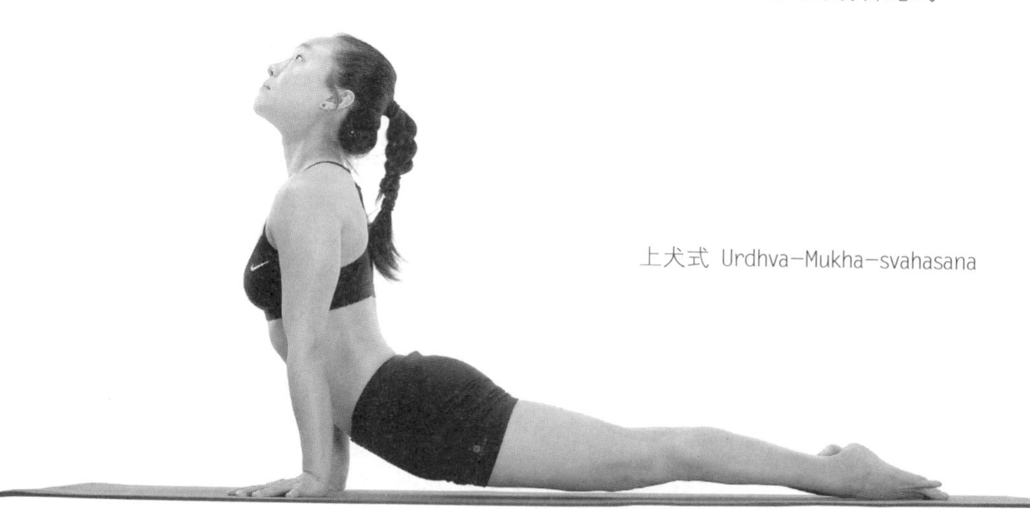

上犬式 Urdhva-Mukha-svahasana

脚趾及脚掌背面激活向下压，提起膝盖大腿，稳定核心，手掌向下推地，骨盆与双腿离地，呼气，调动手臂打开胸腔向上提升，恢复脊柱的灵活，对椎间盘突出或滑脱有疗效。

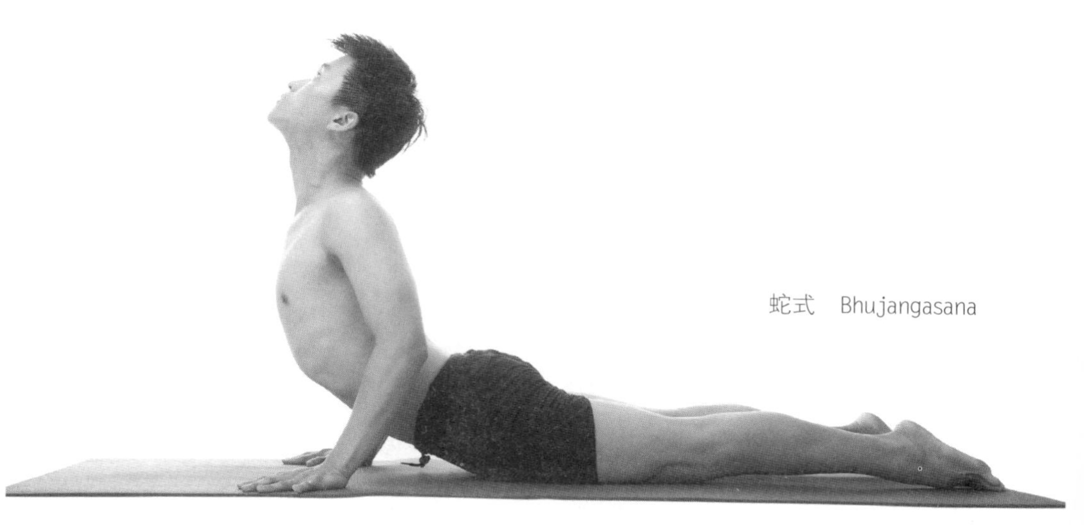

蛇式　Bhujangasana

保持下半身与核心的稳定，吸气打开胸腔向上，骨盆与双腿在地面上，整个脊柱被调动，胸腔完全地扩张，有利于呼吸的顺畅。

你可以选择前弯、山式、第二轮相同的拜日式、激活体式横向与纵向，等等，你拥有选择的权利。

下犬式　Adho-Mukha-svanasana

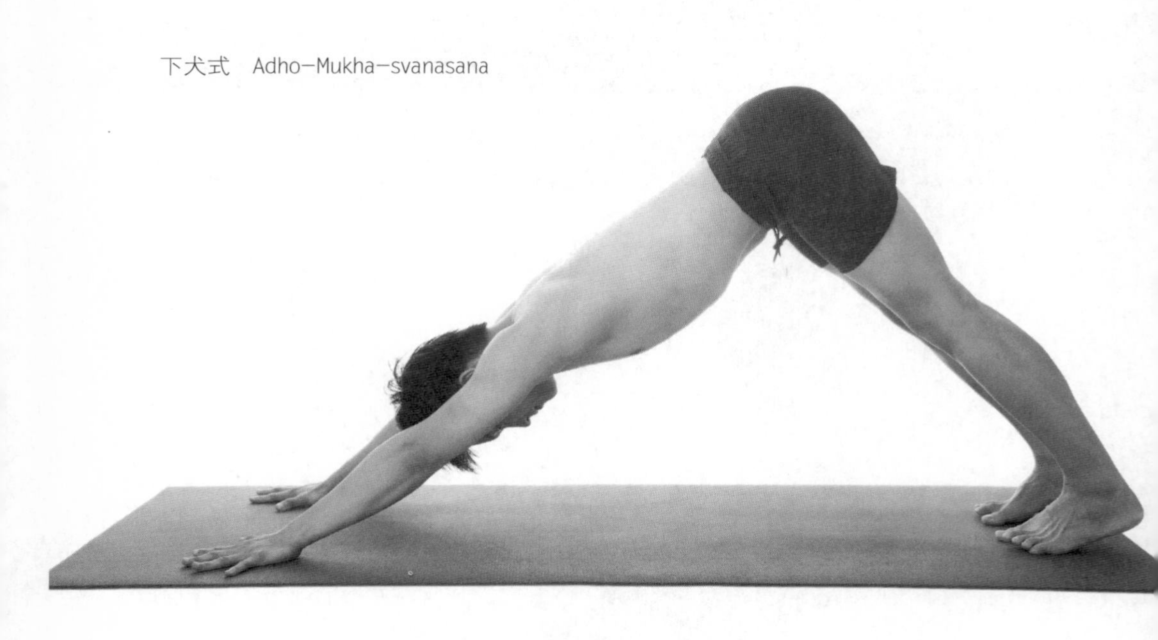

这是一套循环的动作，从开始的下犬来到这个“不同”的下犬，记住，没有一个体式是机械的重复动作，每一个体式都是全新的。

横向激活 Transverse

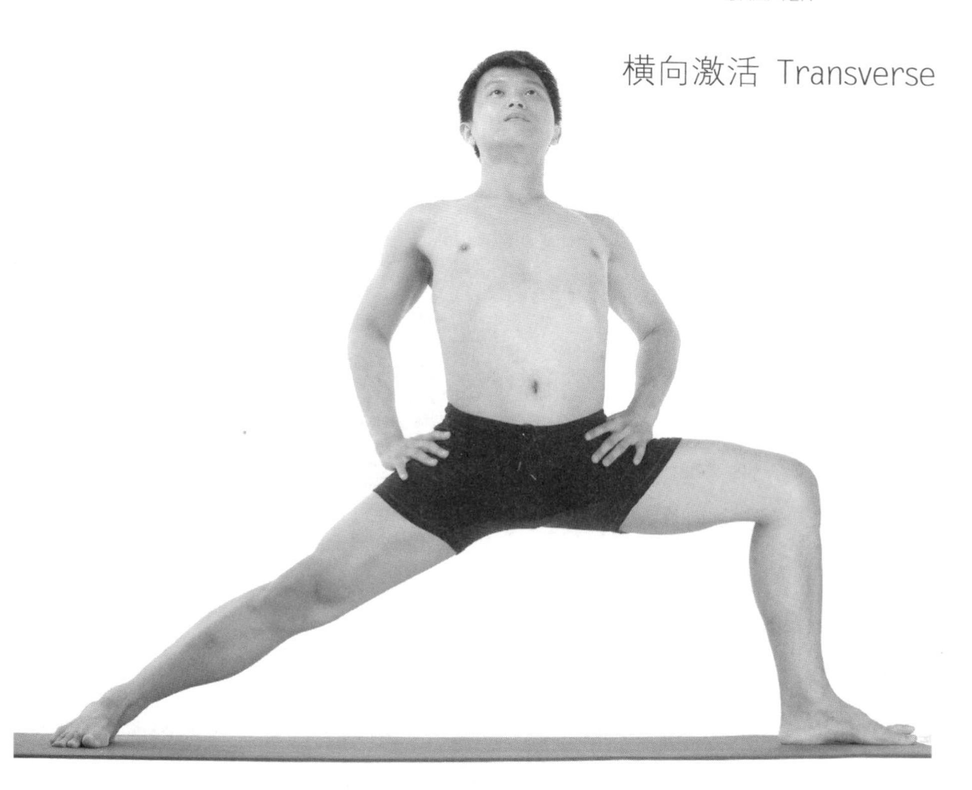

战士Ⅱ变形 Virabhadrasana Ⅱ

呼气，弯曲腿的脚跟对齐伸直腿的足弓，充分激活双脚和下肢，内收尾骨，展开前侧髋（交换两腿重复动作），让腿部的肌肉变得精锐和强壮，同样可调动腹部内脏器官。

伸展侧角式变形　Utthita-parsvakonasana

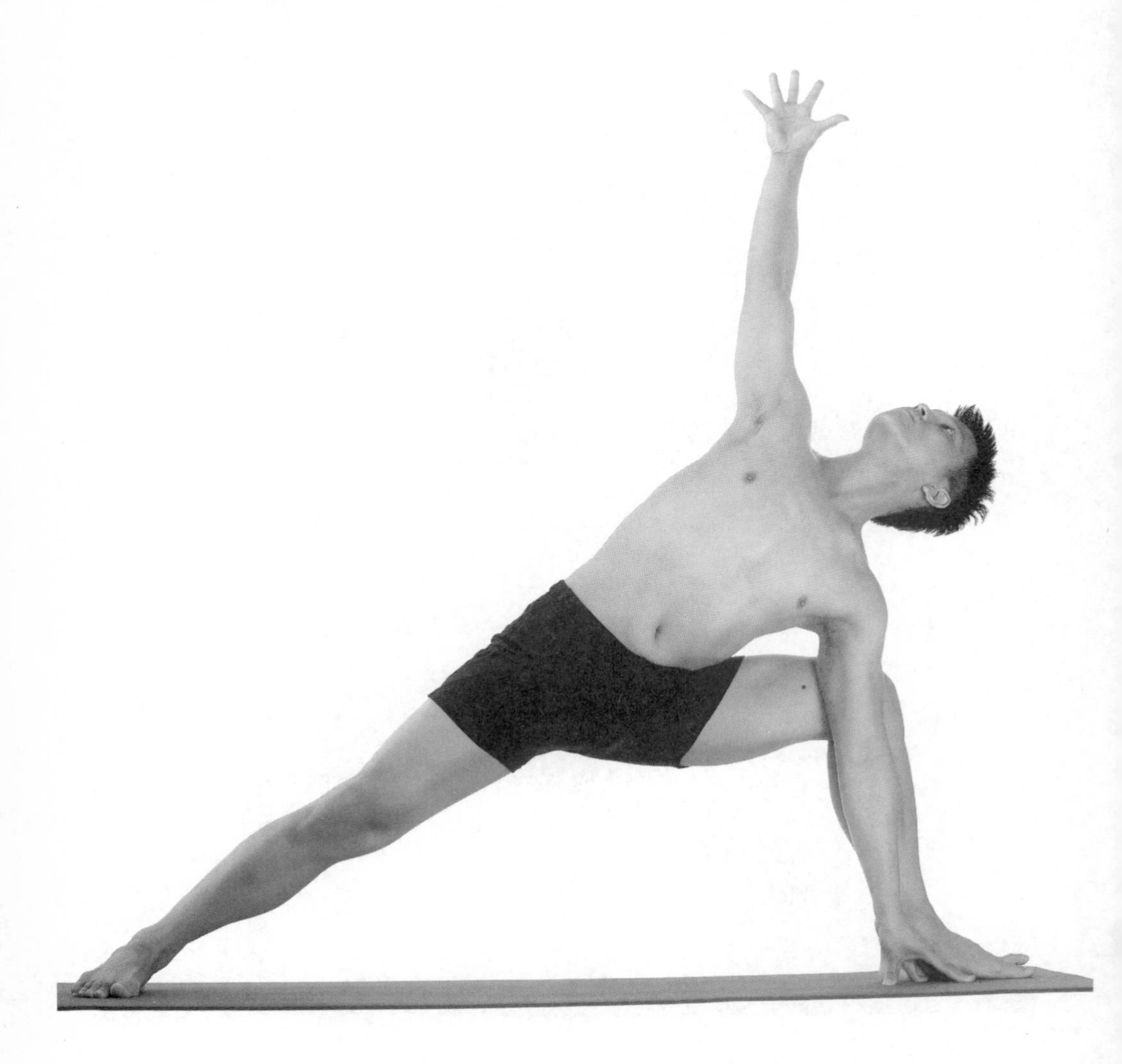

保持顺畅的呼吸，用弯曲腿同侧的手臂来辅助加强激活下肢，同时展开上半身与髋关节（交换两腿重复动作），减少腰部和臀部周围的脂肪。

三角式变形　Utthita-Trikonasana

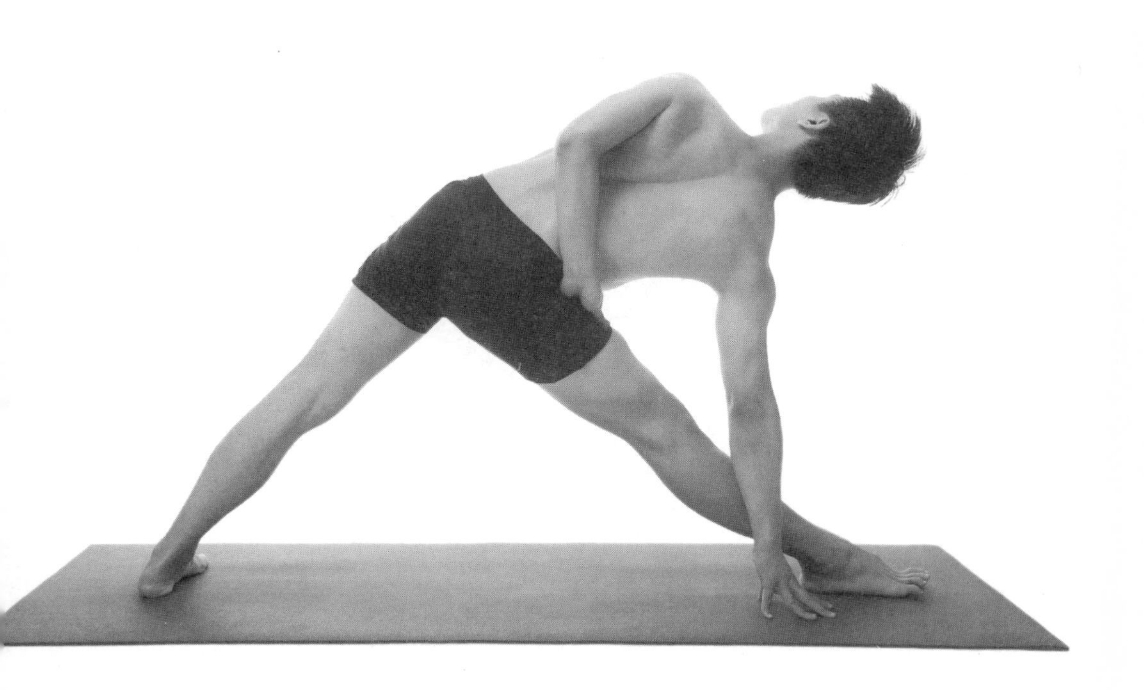

保持顺畅的呼吸，调动双腿内侧，内收尾骨，向一侧延伸躯干，上面的手绕过后背抓住下面大腿根部（交换两腿重复动作），让后背获得支持，消除腿部和髋部的僵硬状态。

三角式　Utthita-Trikonasana

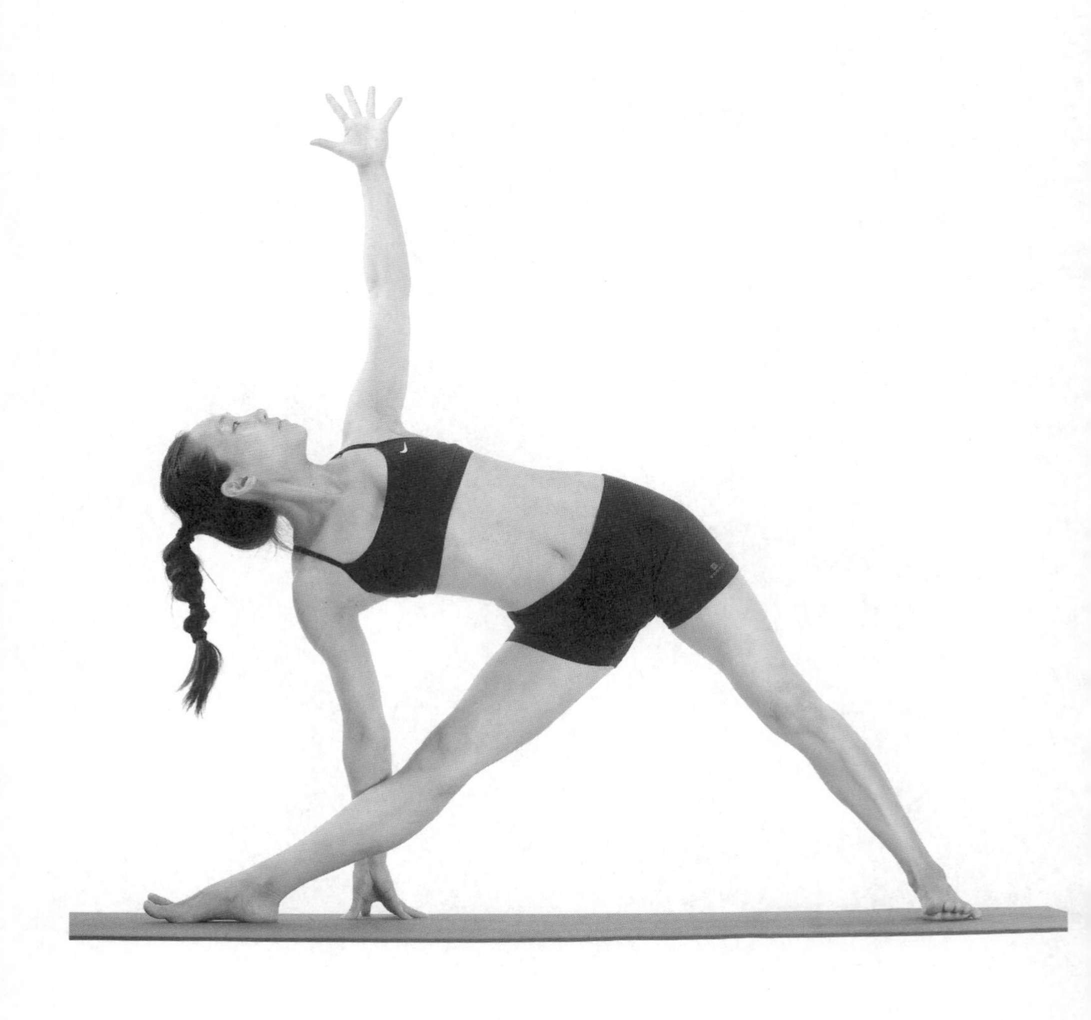

保持顺畅的呼吸，打开伸直上面的手臂（交换两腿重复动作），更好地打开胸腔。

半月式　Ardha-candrasana

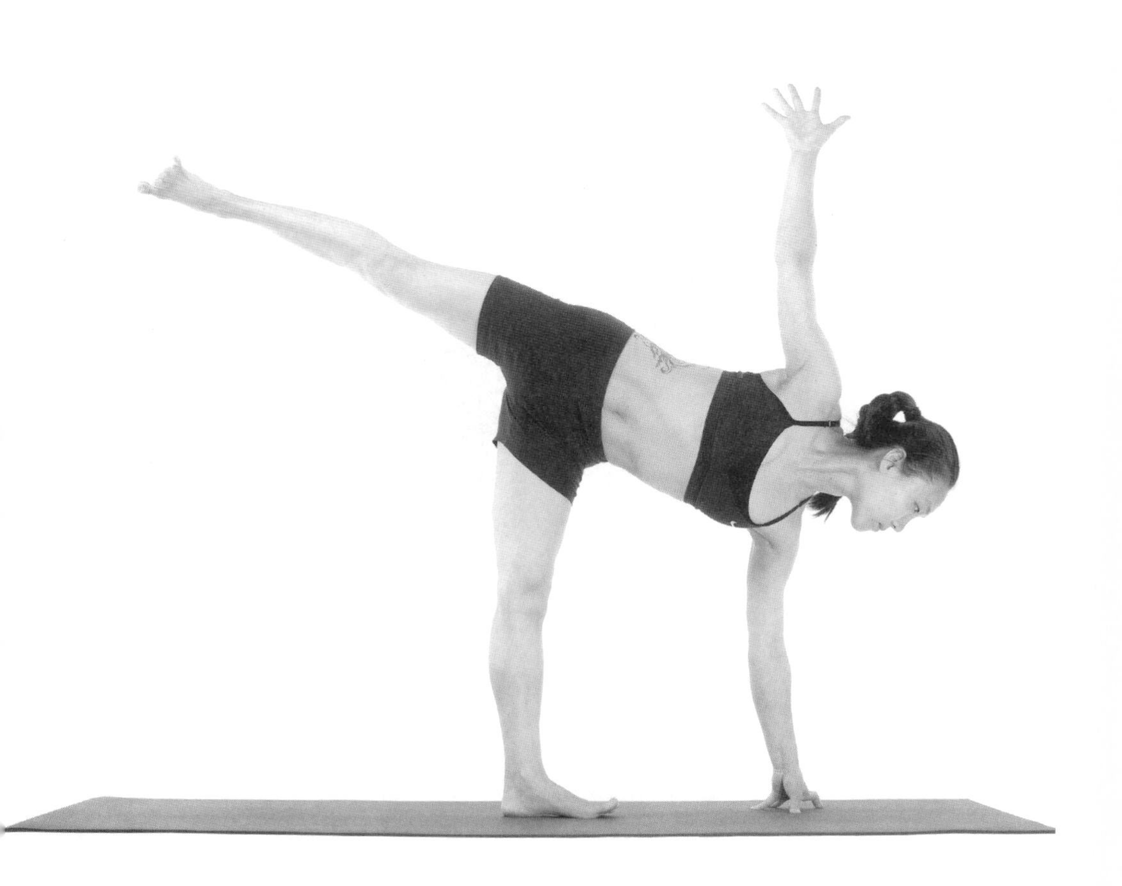

保持顺畅的呼吸，同一侧的手、脚在地面上保持平衡，展开另一侧的手脚、躯干与髋，调动下背部与腿部的肌肉，能缓解下背部疼痛。

伸展手拉大脚趾变形　Utthita-Hasta-Padangusthasana

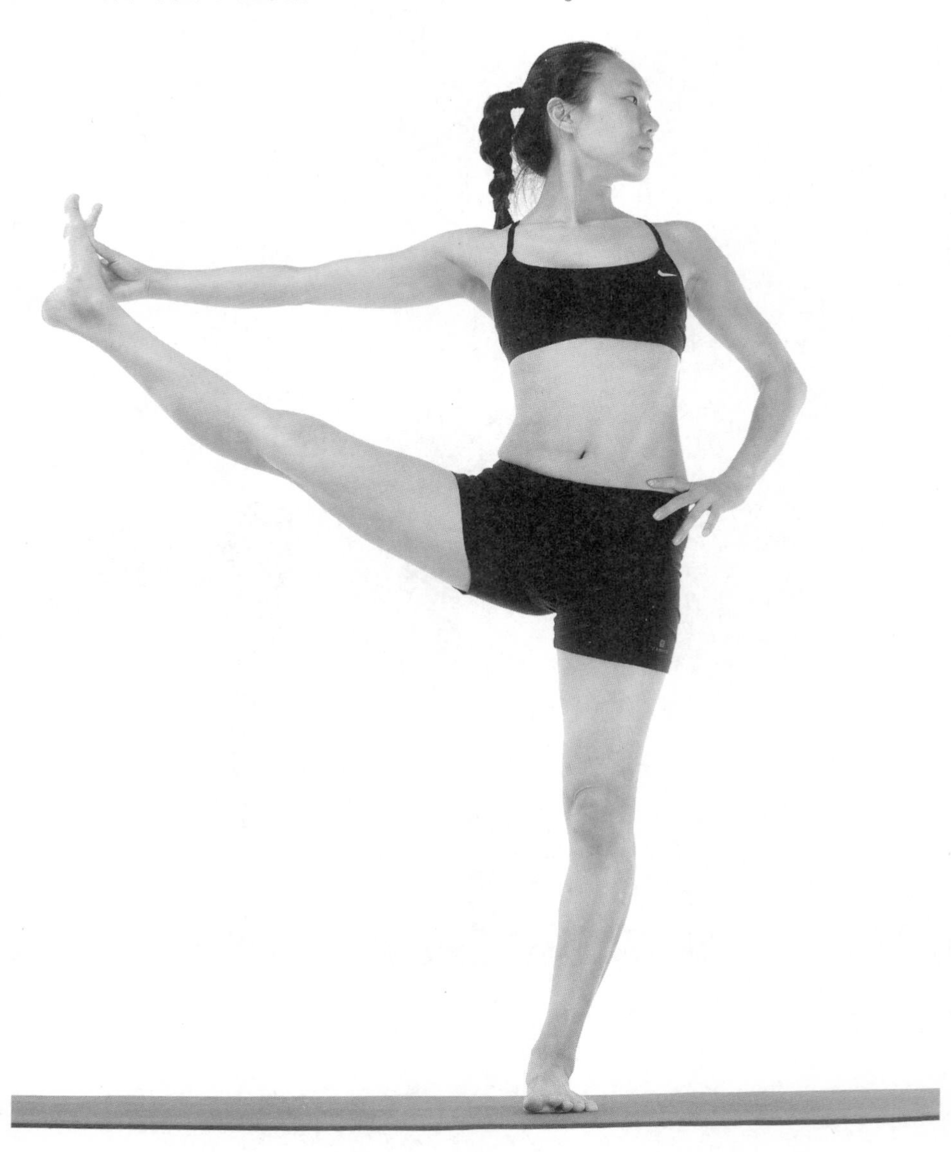

保持顺畅呼吸，单腿站立平衡，伸展打开另一侧的大腿与髋（交换两腿重复动作），让腿部肌肉充满力量和平衡，让人稳定和沉着。

树式变形　Vrksasana

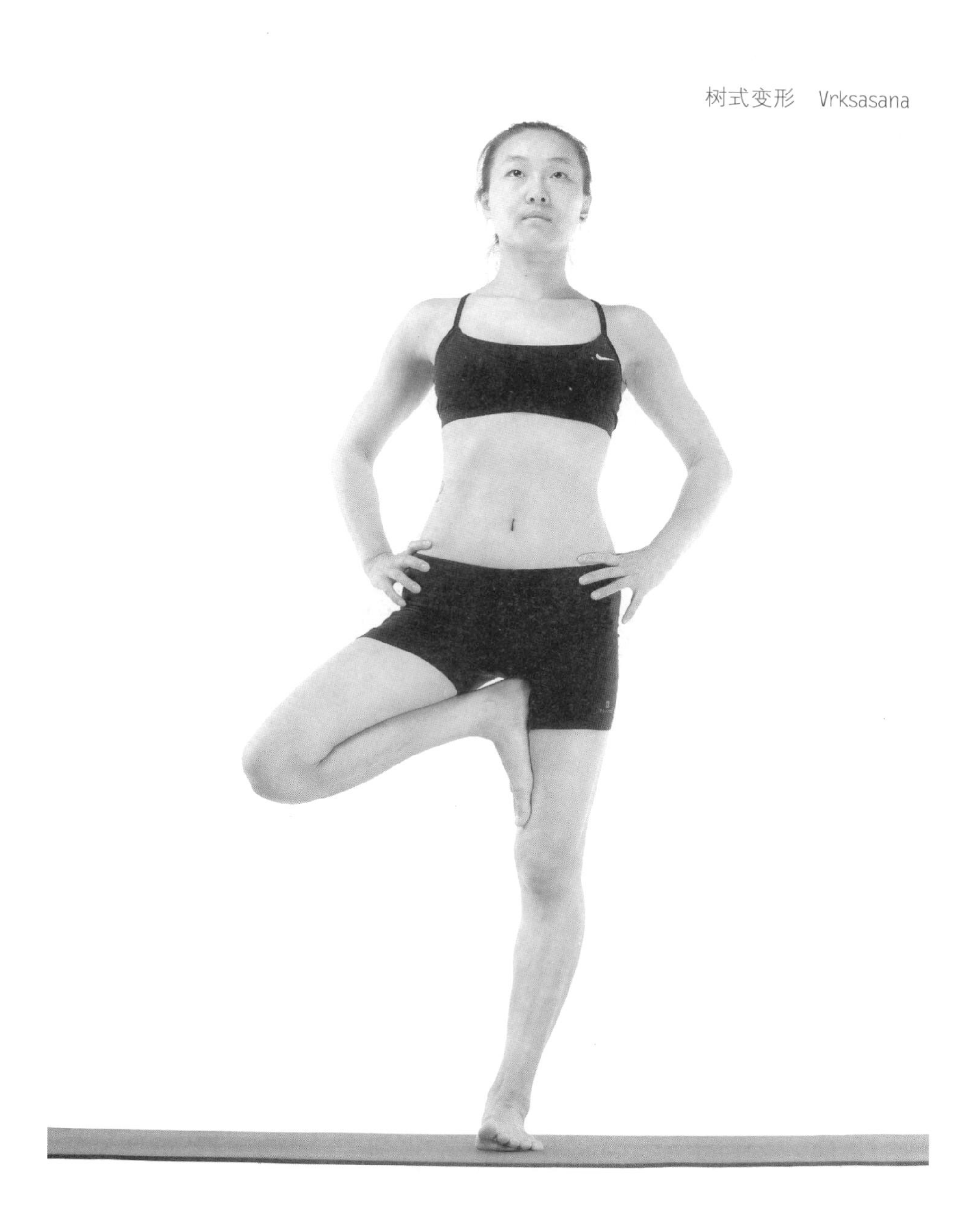

呼吸同上图，一只脚踩住另一侧大腿内侧，展开髋并保持水平，身体稳定与平衡（交换两腿重复动作），练习专注能力。

纵向激活 Longitudinal

加强侧伸展变形　Parsvotanasana

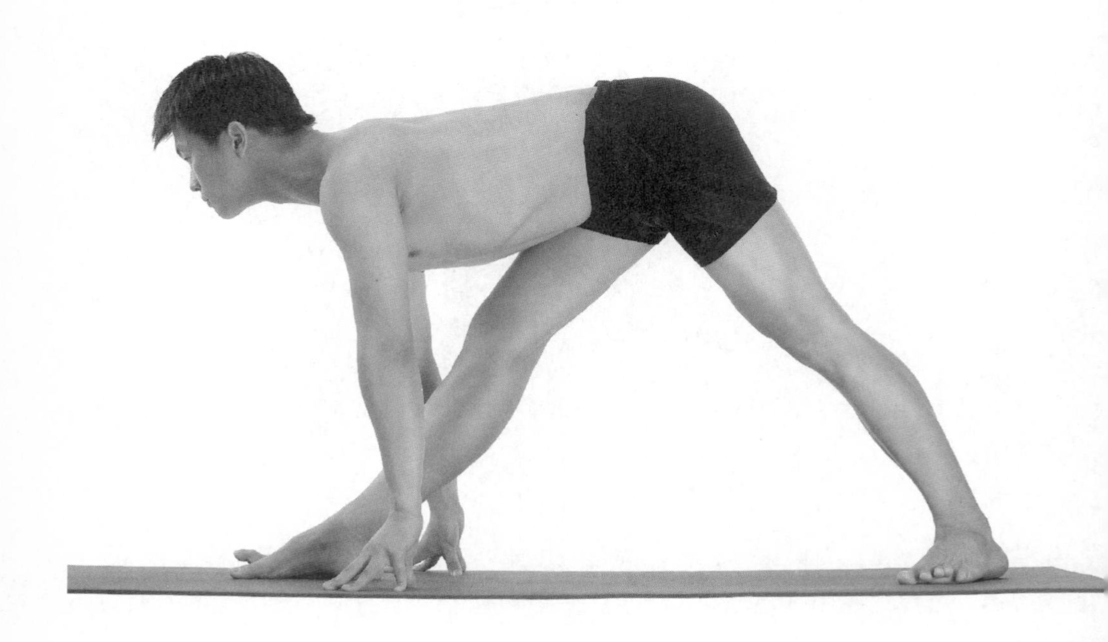

呼吸顺畅，前脚正对垫子前方，后脚向外转约45度角，延伸脊柱向前，并保持两侧髋水平（交换两腿重复动作），让髋关节与脊柱恢复弹性，同时缓解下背疼痛。

前弯　Uttanasana

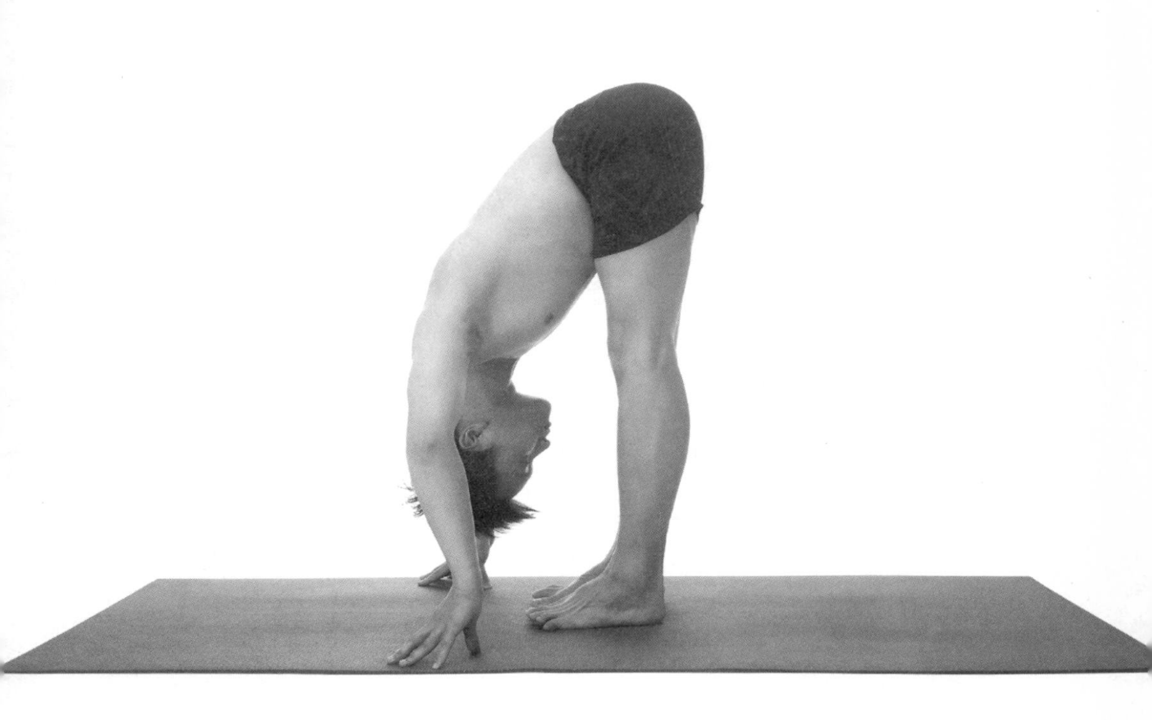

呼气，弯曲手肘向外，手指尖着地，放松上背部与肩膀，更多的放松上背部，舒缓大脑细胞，让你更平静。

战士Ⅲ变形 Virabhadrasana Ⅲ

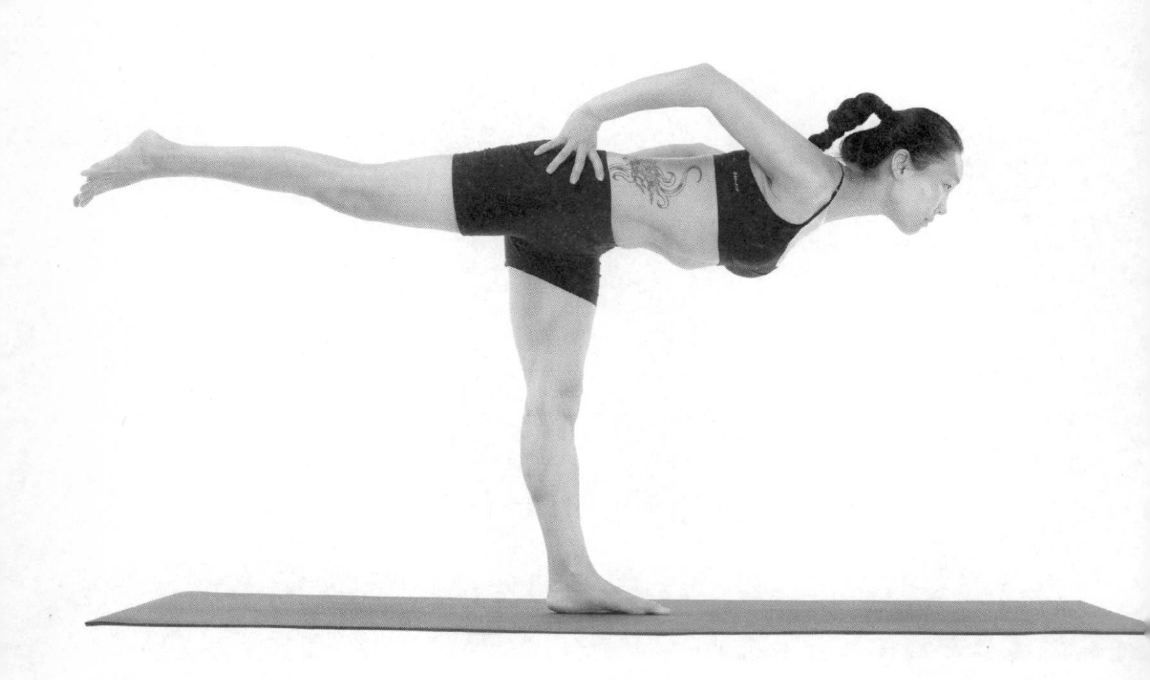

呼吸顺畅，保持两侧髋水平，支撑腿的重心稳定均匀，后腿与躯干向相反方向延伸（交换两腿重复动作），学会稳定的站立在一个脚掌上，保持腹部肌肉向内，让身体和思想敏捷。

高位起跑式

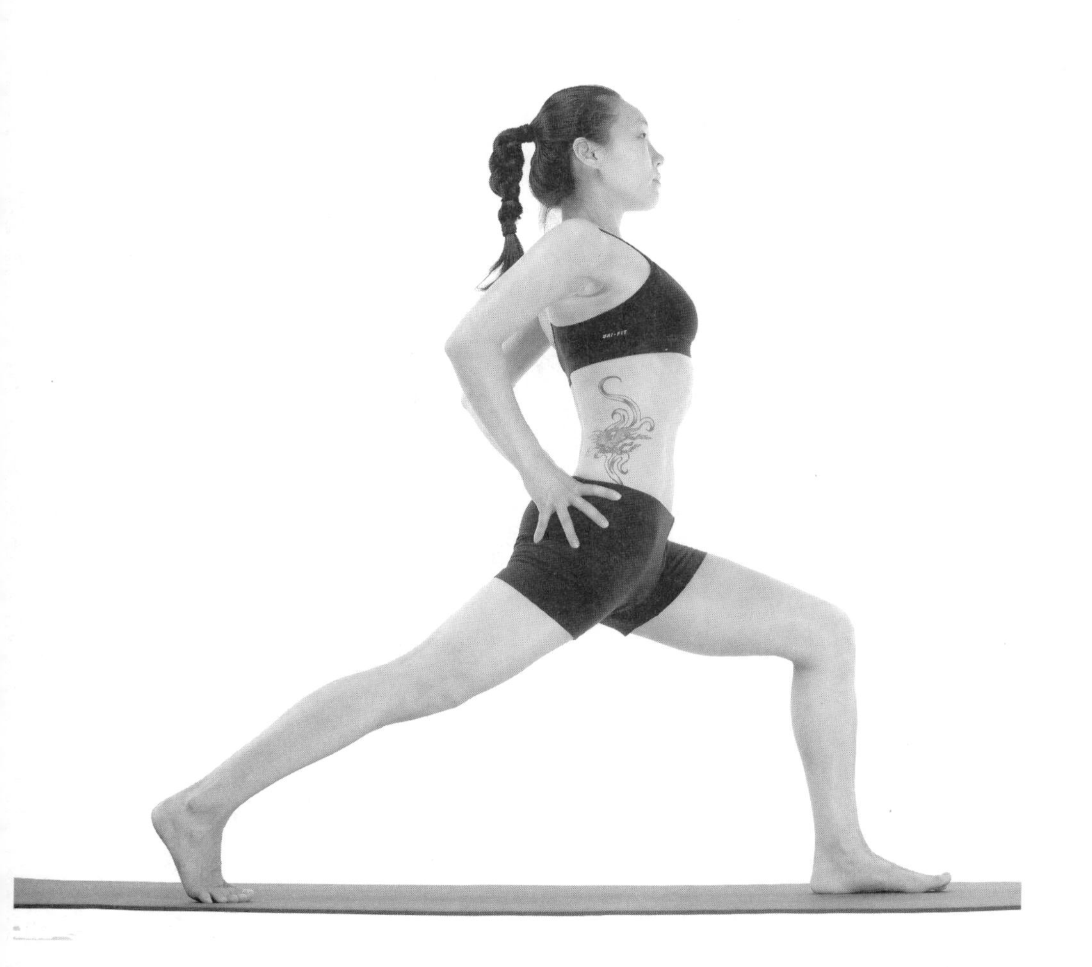

呼吸顺畅，弯曲前腿，伸直后腿，提起上半身垂直向上，打开胸腔（交换两腿重复动作），可以选择把双臂伸展向上，减少臀部与大腿周围的脂肪，让胸腔完全扩张，帮助更好的呼吸。

向上分腿单腿式　Urdhva-Prasarita-Ekapadasana

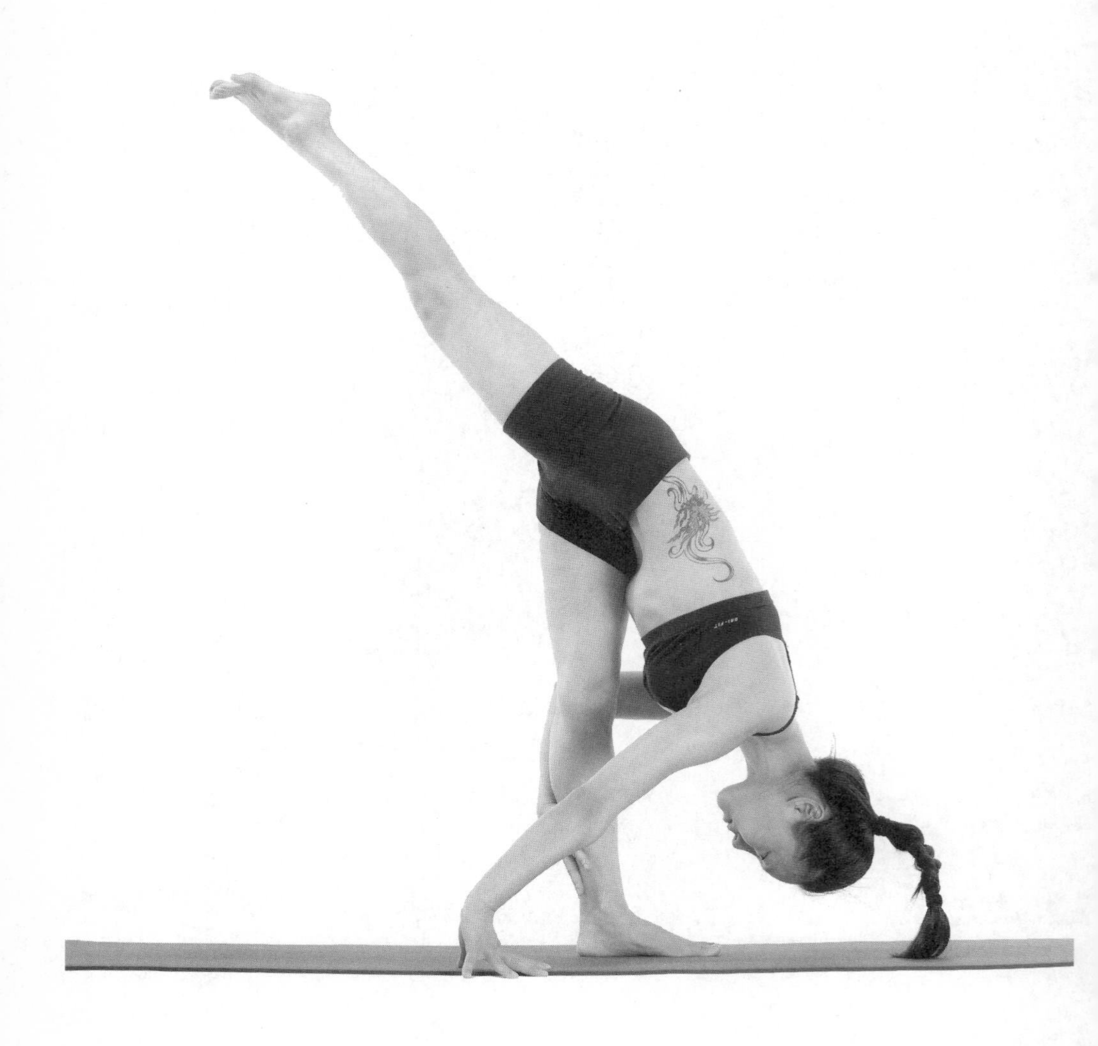

呼吸顺畅，分腿伸展，保持两侧髋水平，向下伸展躯干（交换两腿重复动作），调动腿部肌肉，减少臀部周围脂肪，并锻炼平衡感。

分开双脚式 Prasarita-Padottanasana

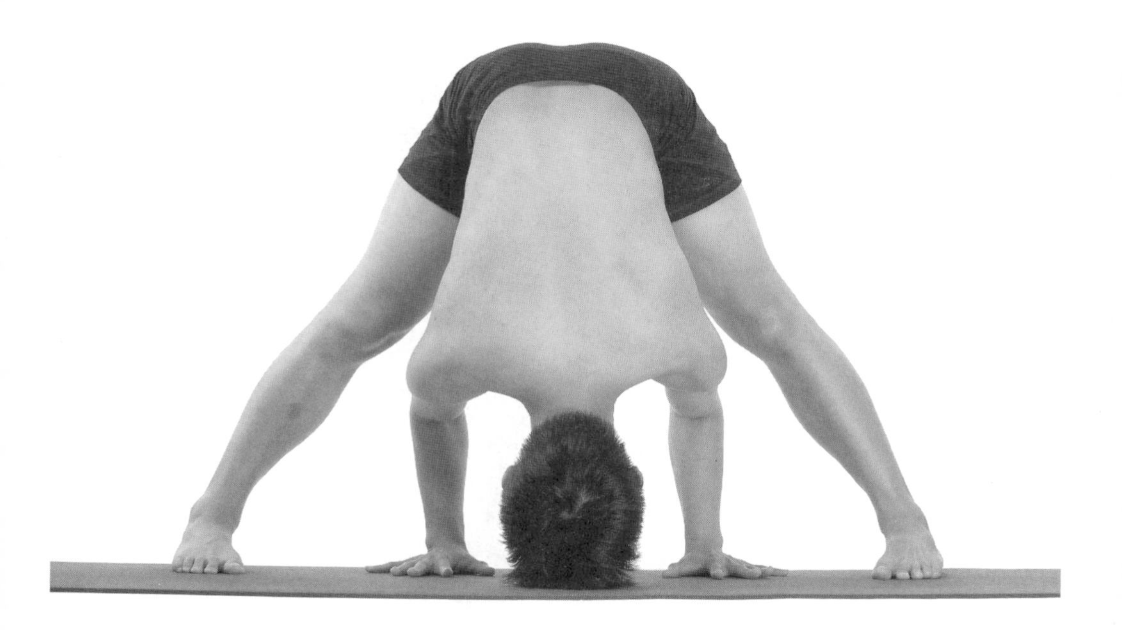

注意激活调动双脚、双腿，呼气躯干向下前弯，肩膀上提，大腿后侧肌肉充分的激活，血液流动到躯干和头部，做不到头倒立的练习者，可以通过这个体式获得倒立的益处。

猛烈式又称幻椅式　Utkatasana

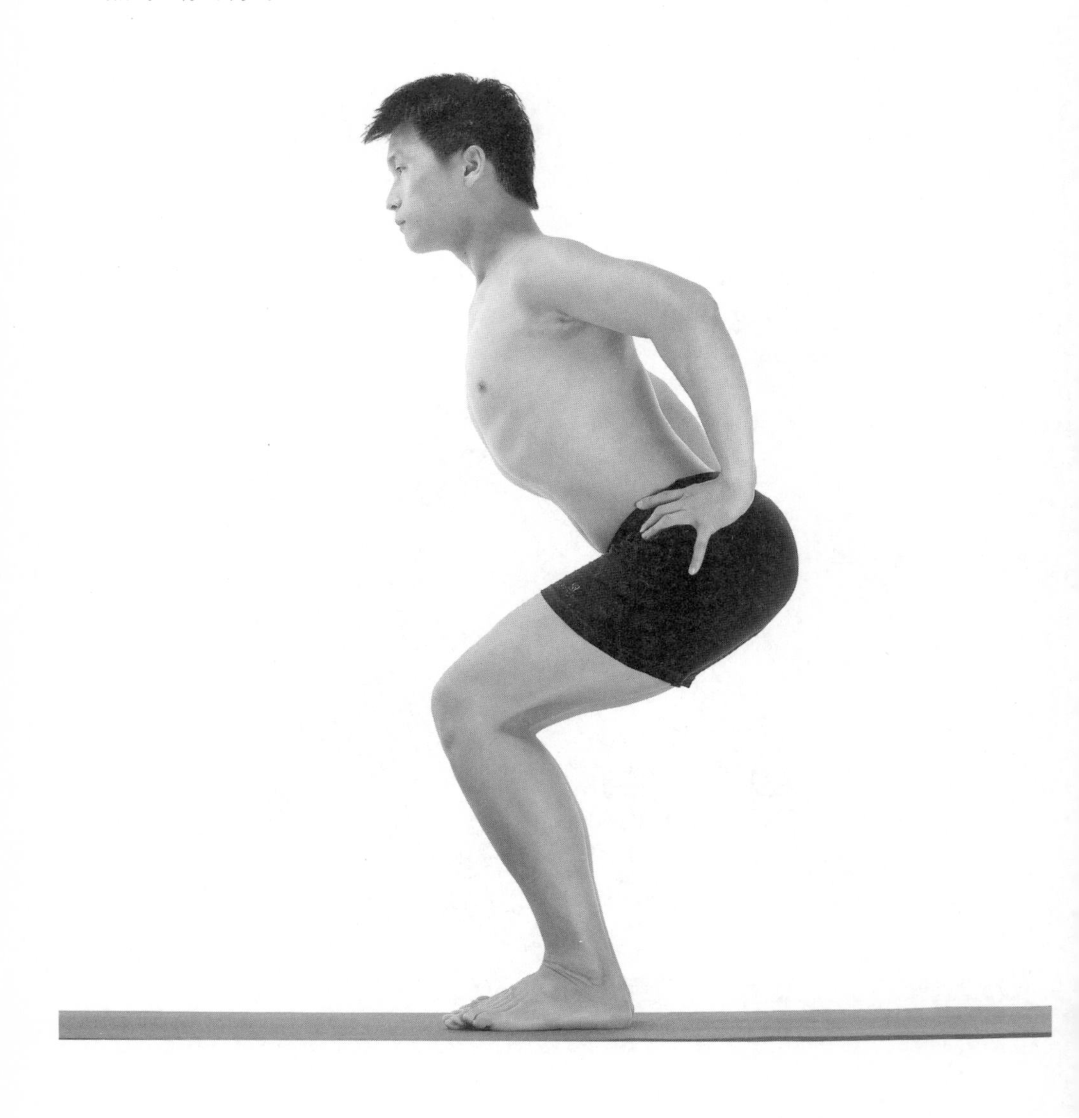

保持呼吸，弯曲脚踝、膝盖、髋关节，抬高躯干，展开胸腔与肩膀，强壮脚踝和腿部肌肉，腹部内脏器官获得提升，胸腔得以展开。

分开双脚式　Prasarita-Padottanasana

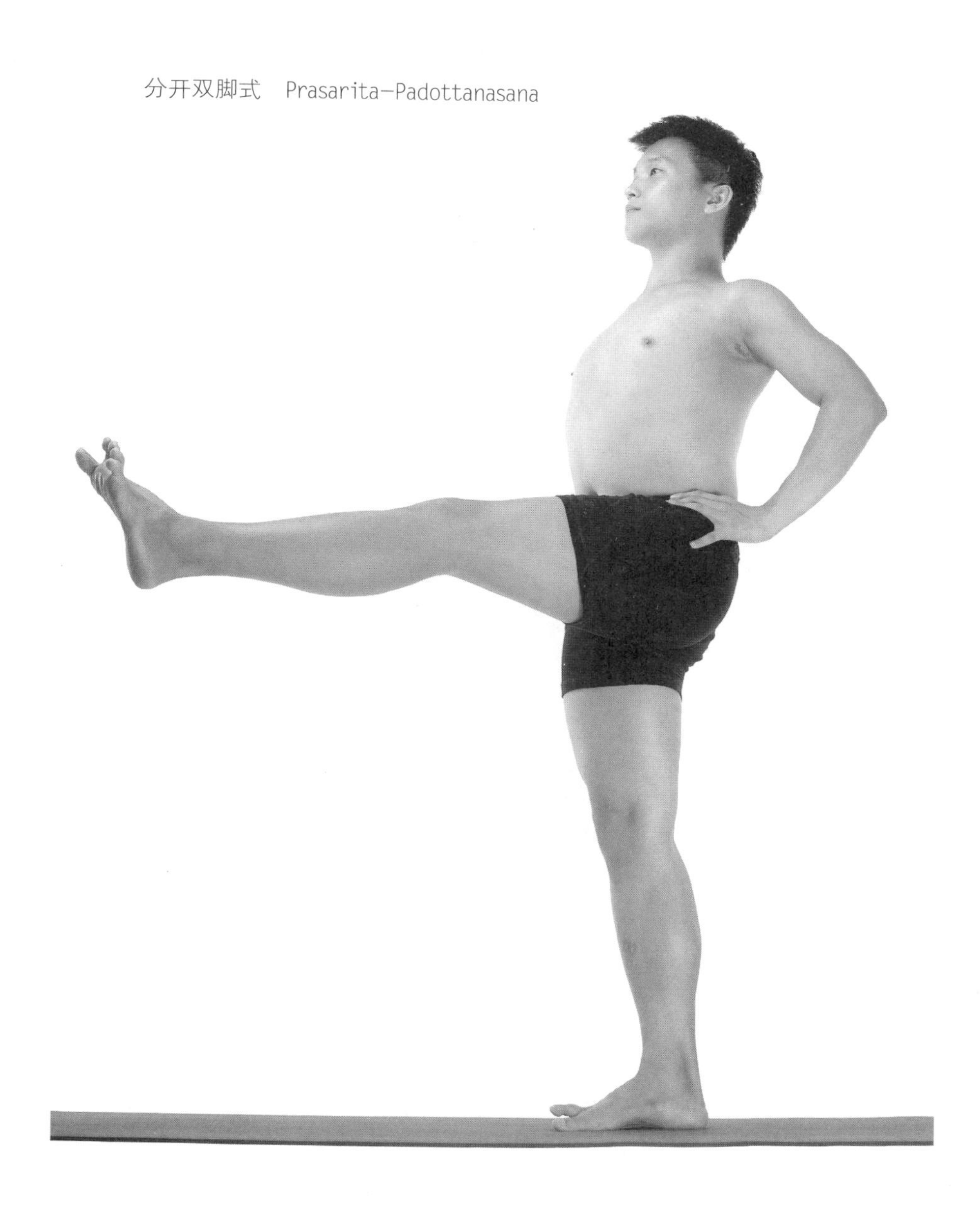

保持呼吸，单腿平衡抬腿向前伸展，保持支撑腿的激活，抬起伸直另一侧腿至髋的高度，保持脊柱向上伸直（交换两腿重复动作），强健骨盆，锻炼腹部深层肌肉和大腿前侧肌肉。

骨盆激活 Hips-opener

战士前弯开髋式

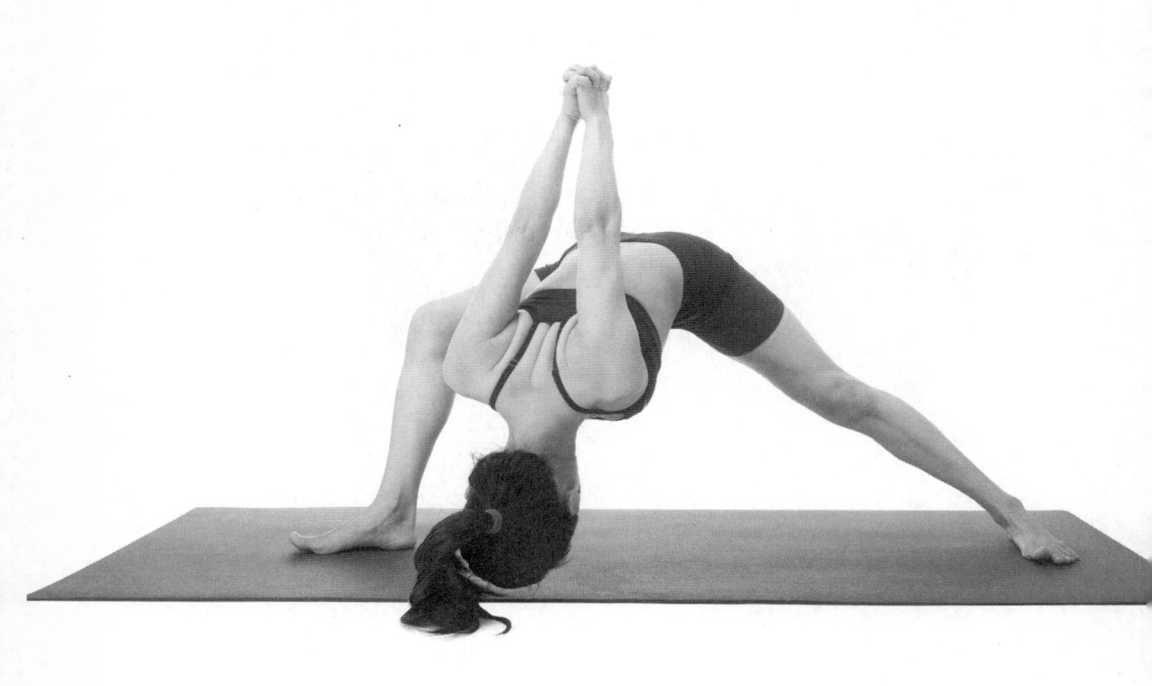

战士前弯开髋，双手在身后交扣，呼气向弯曲腿内侧前弯，伸直手臂向上（交换两腿重复动作），加强髋关节的稳定性，减少大腿和臀部周围脂肪。

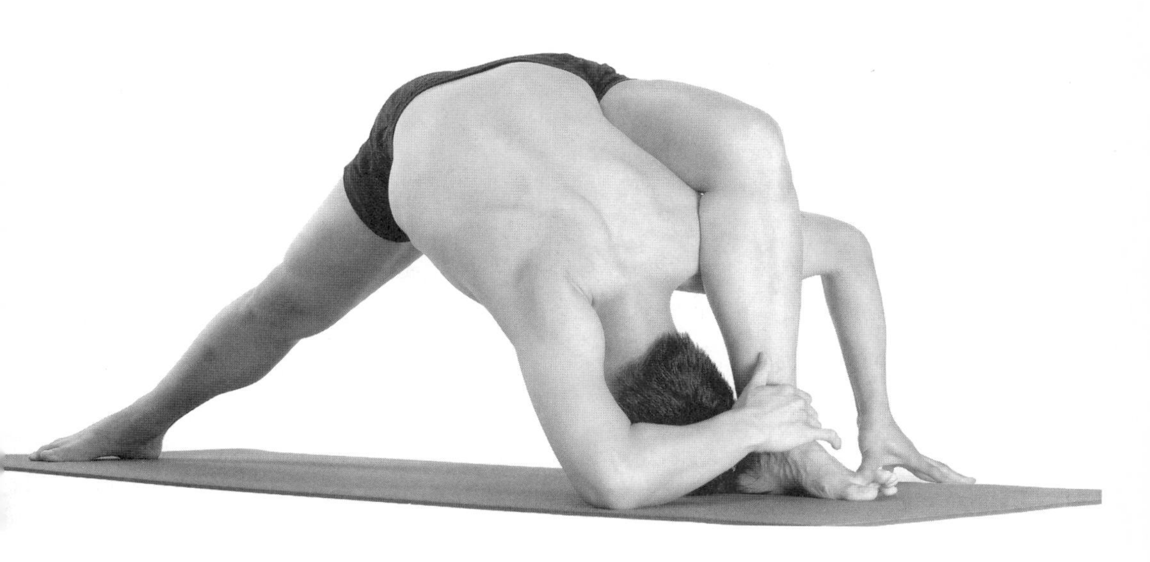

上一个体式的加强版：保持顺畅的呼吸，肩膀放在弯曲腿的下方，头部尽量绕到脚跟后方，提起后腿内侧（交换两腿重复动作），增强髋关节的灵活，伸展腿后侧肌肉，同时让颈部和背部更强壮。

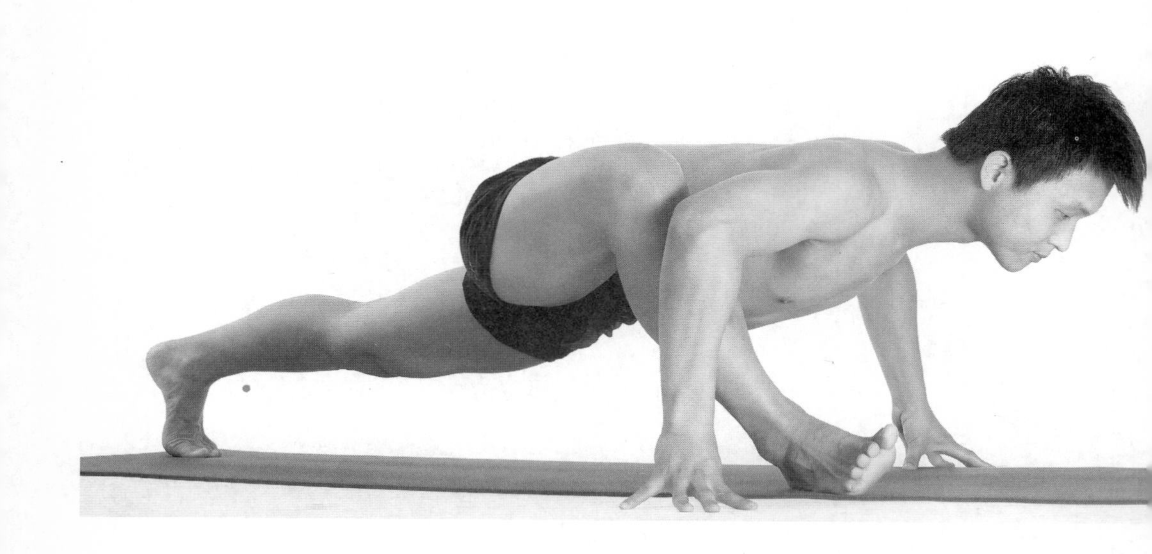

保持顺畅呼吸，后腿提起伸直，前脚掌外旋，呼气弯曲前腿，并打开膝盖向外，躯干向前，指间着地（交换两腿重复动作），有增强髋关节与大腿的力量，同时调动腹部肌肉向内，调理内脏器官的功效。

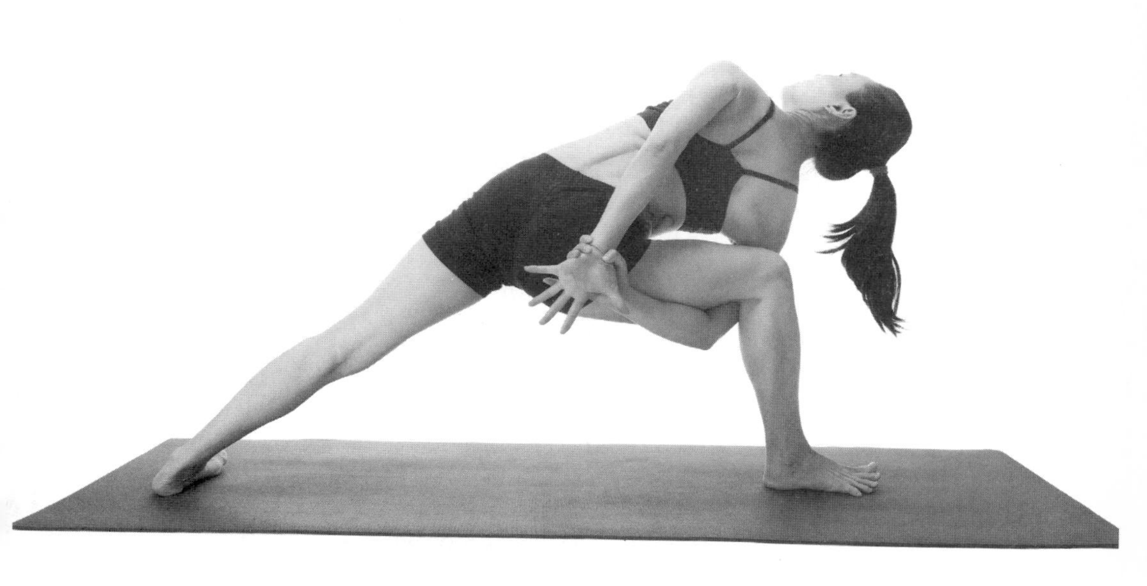

绑住的侧角式：保持呼吸，手臂与弯曲腿内侧对抗并扭转打开胸腔向上（交换两腿重复动作），增强大腿和髋关节的力量，调动腹部肌肉和躯干的侧边，美化腰线。

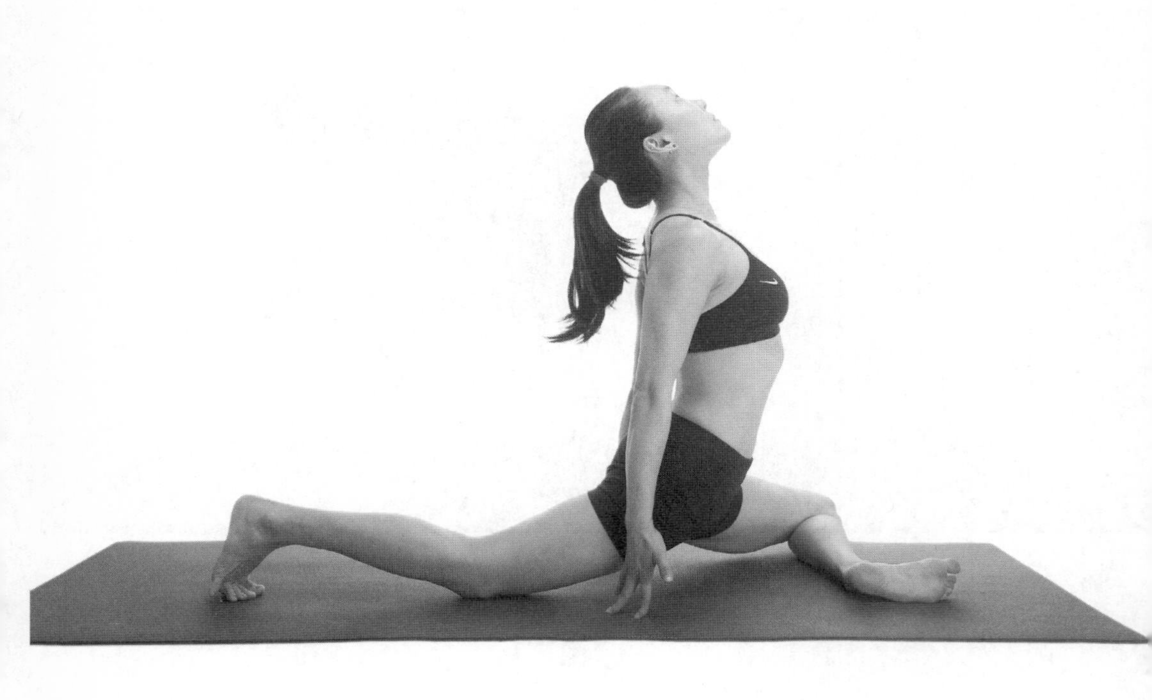

单腿鸽王预备式：保持呼吸，激活前脚掌，两侧髋水平向前，提起上半身向上（交换两腿重复动作），伸展外侧大腿和臀部肌肉，建立髋关节的力量和灵活性。

PARIVRTTI

YOGA

扭转激活篇

2/3

CHAPTER

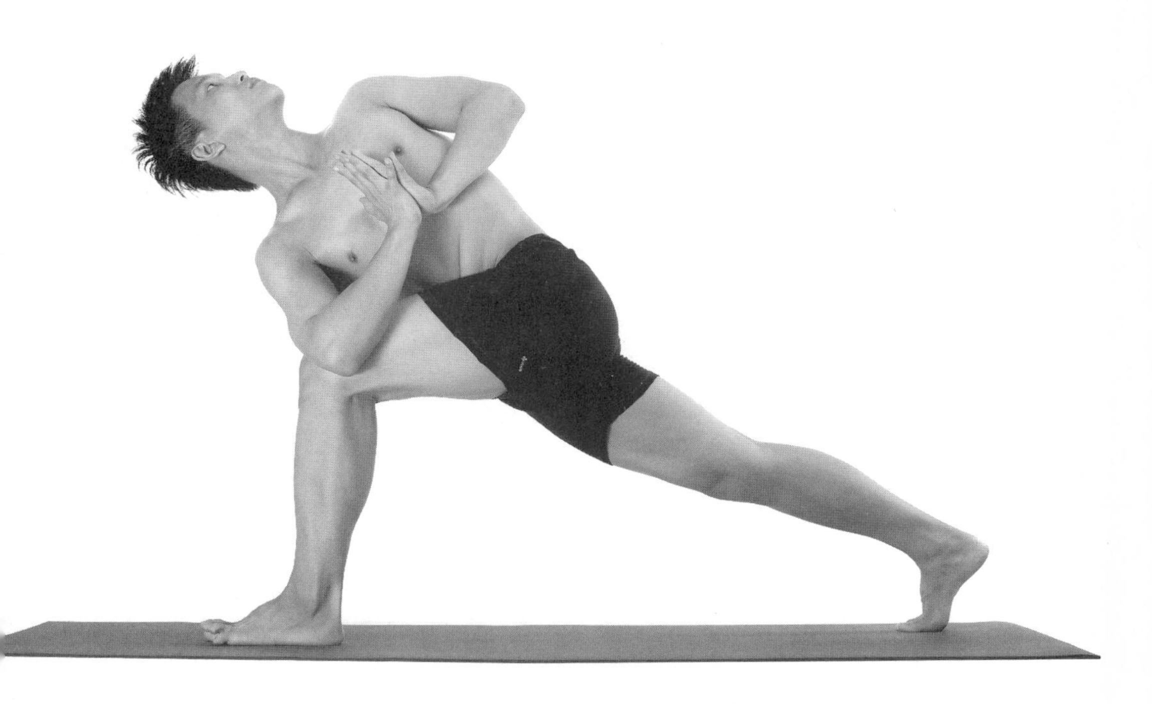

从高位起跑式：呼气两手合十扭转，手肘与弯曲腿外侧对抗，吸气保持骨盆与后腿稳定，呼吸更多扭转胸腔向上（交换两腿重复动作），腹部内脏器官得到更多的收缩，帮助消化，促进器官与脊柱的血液循环，清理肠道。

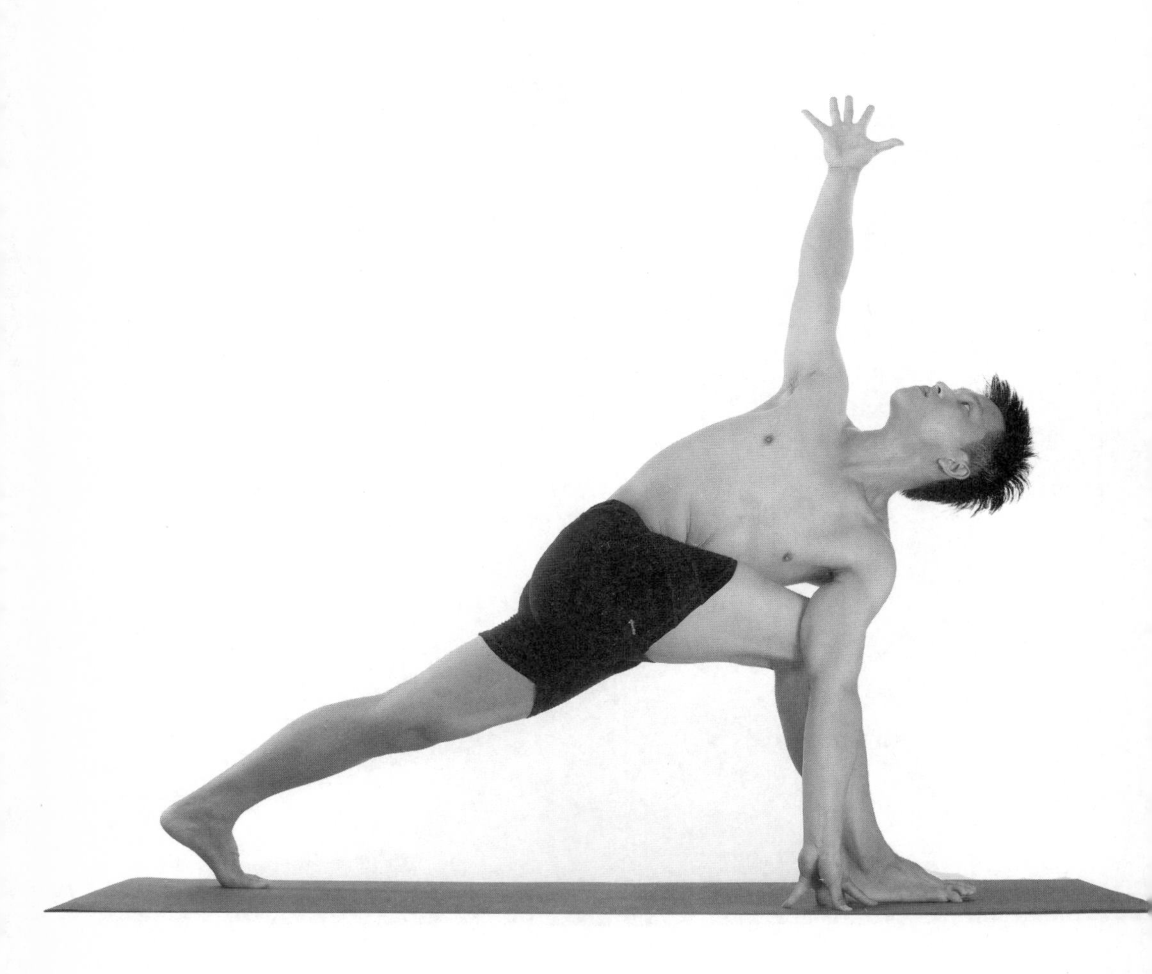

上一体式的加强版本：保持呼吸，手放弯曲腿的脚外侧，打开伸直上面的手臂（交换两腿重复动作），对身体的功效同上一个体式。

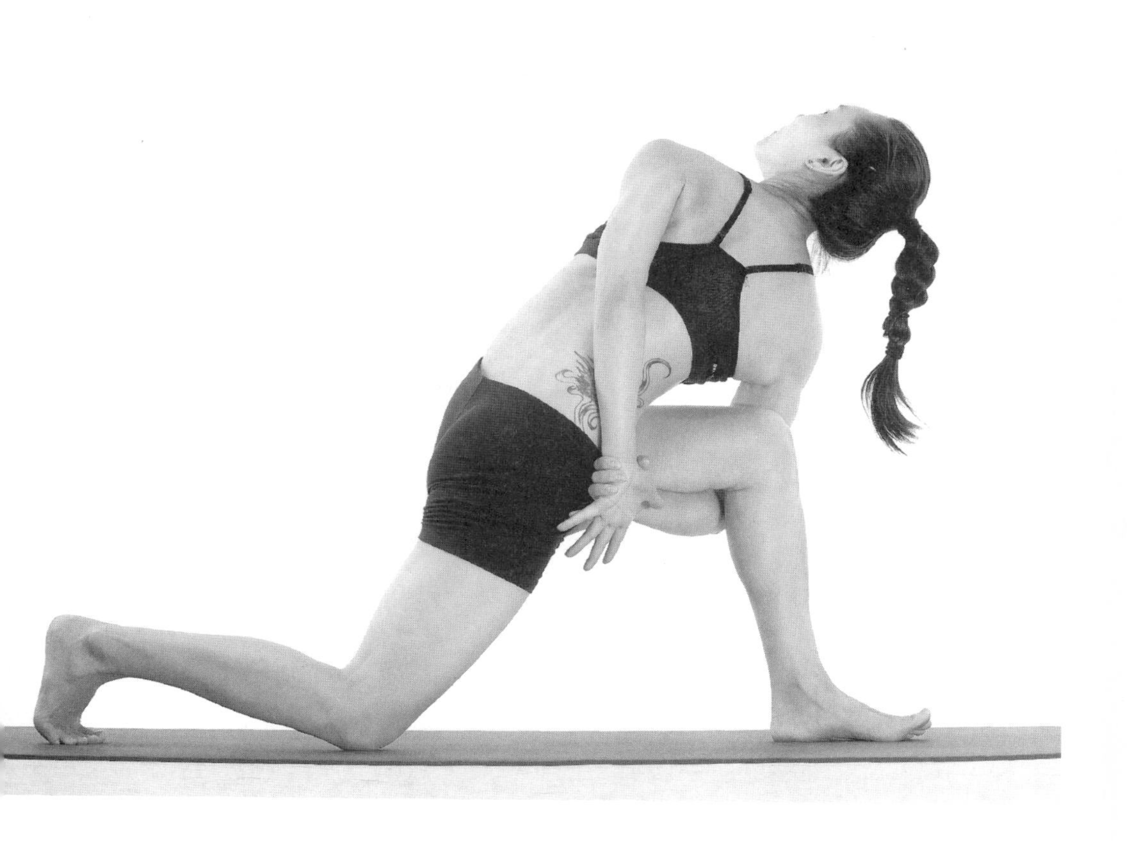

从低位起跑式，绑住扭转，呼气放下后腿的膝盖，与弯曲腿相反一侧的手臂绕过大腿下方绑住双手，吸气稳定弯曲腿与骨盆，呼气更多扭转胸腔向上（交换两腿重复动作），增加肩膀与上背部的灵活性，加强腹部的收缩，清洁内脏器官。

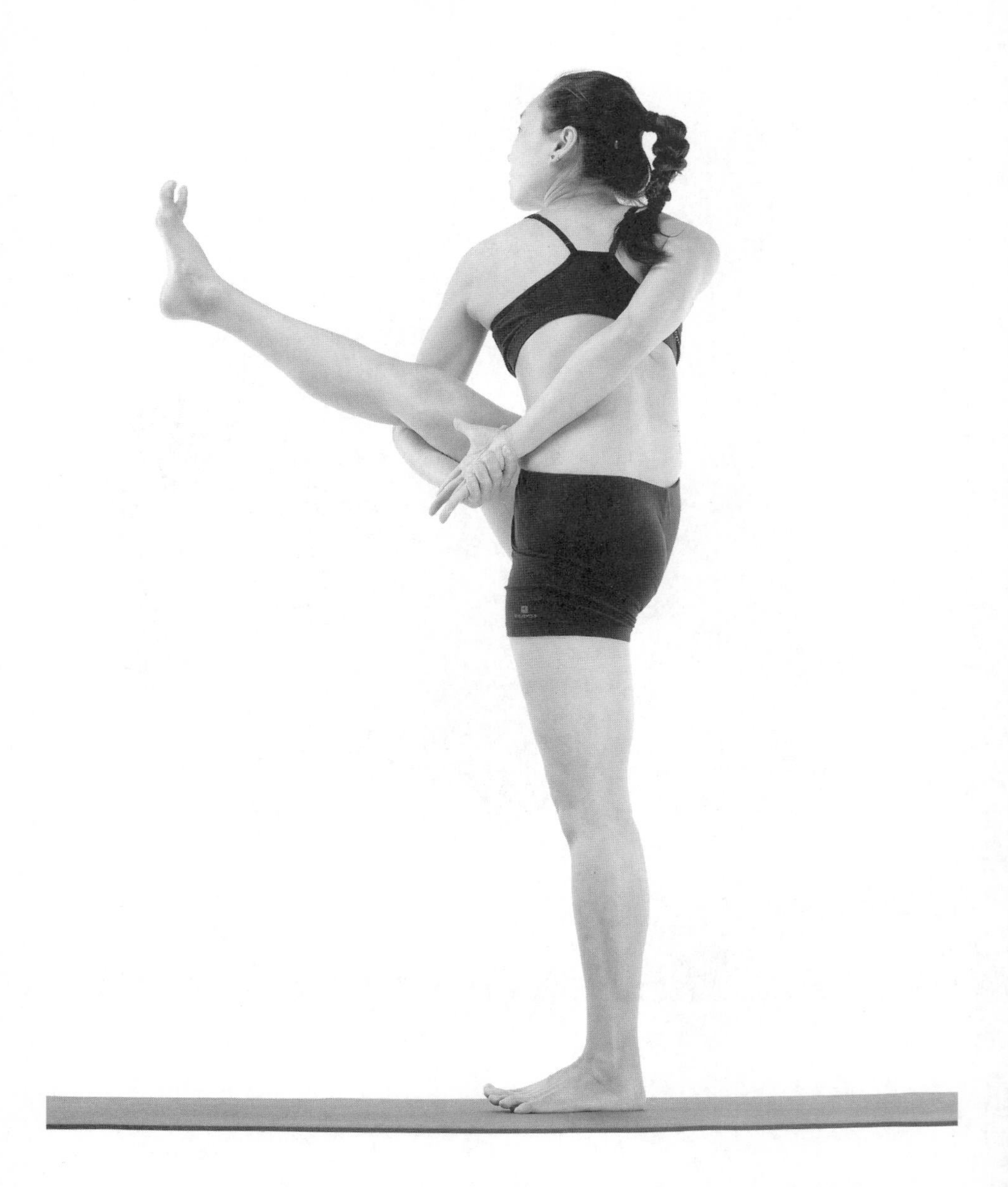

上一体式的单腿平衡版：保持呼吸激活伸直支撑腿，抬起并伸直绑着的腿，伸直脊柱打开胸腔（交换两腿重复动作），锻炼专注与平衡，带来思想的沉着与稳定，同时脊柱得到修复和滋养。

扭转三角式 Parivrtta-Trikonasana

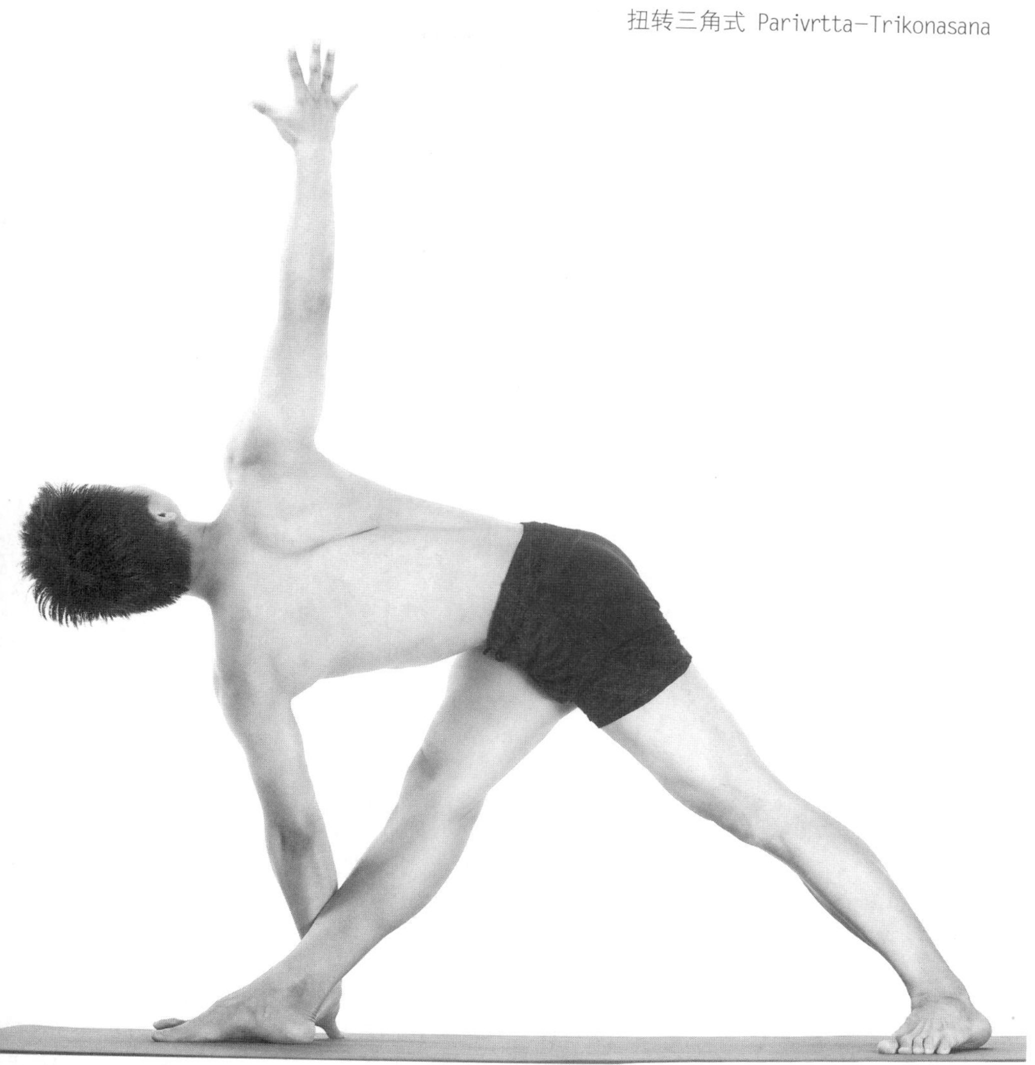

前脚正对垫子前方，后脚向外转约45度角，前腿相反的一侧手放在前脚掌外侧与小腿形成对抗，呼气扭转胸腔向上，尽量保持髋水平（交换两腿重复动作），锻炼腿部肌肉，同时激活背部与脊柱的肌肉，缓解背部疼痛。

圣哲巴拉瓦伽式 Bharadvajasana

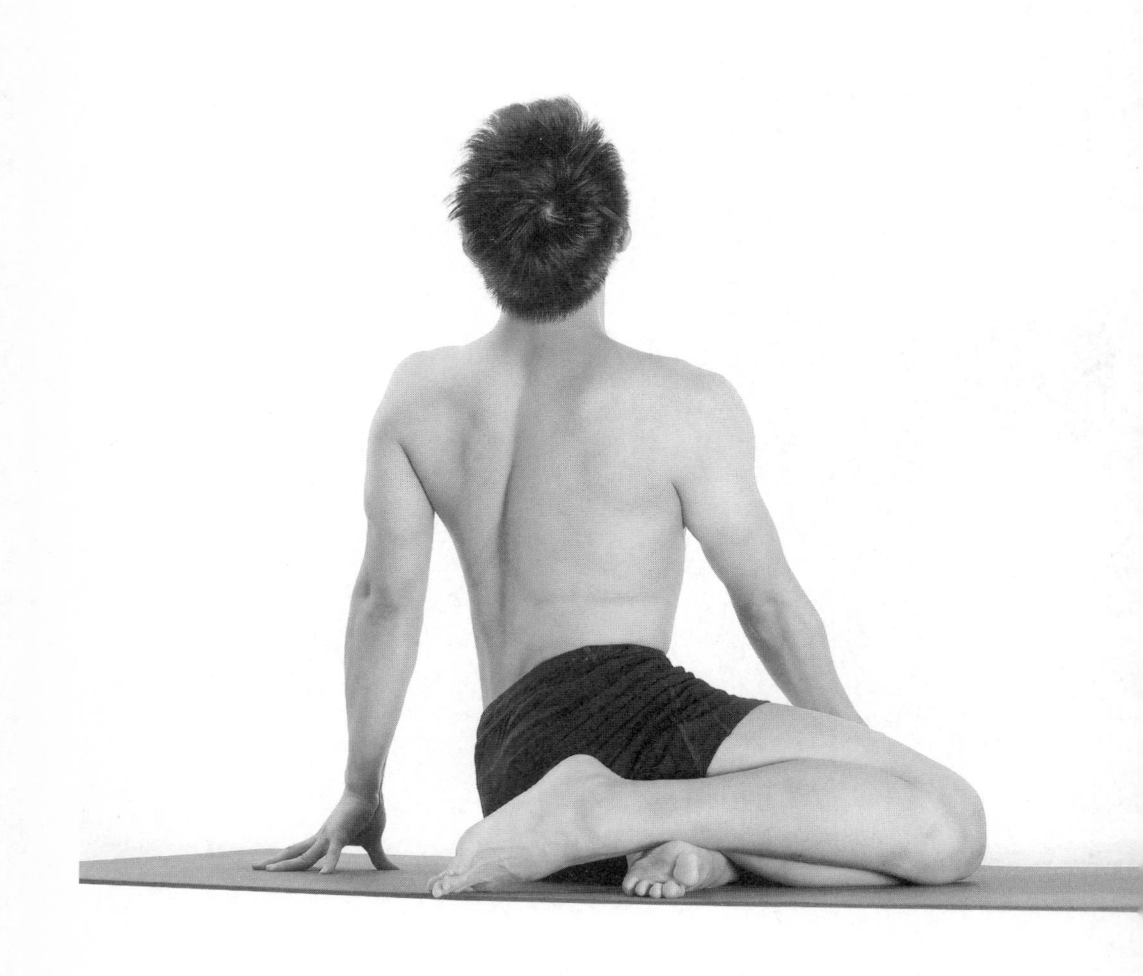

重叠两脚，稳定骨盆向下，呼气提起胸腔扭转（交换两腿重复动作），背部僵硬者的福音，同时缓解颈部不适。

PARIVRTTI
YOGA
核心激活篇

2/4
CHAPTER

腹部激活 Core

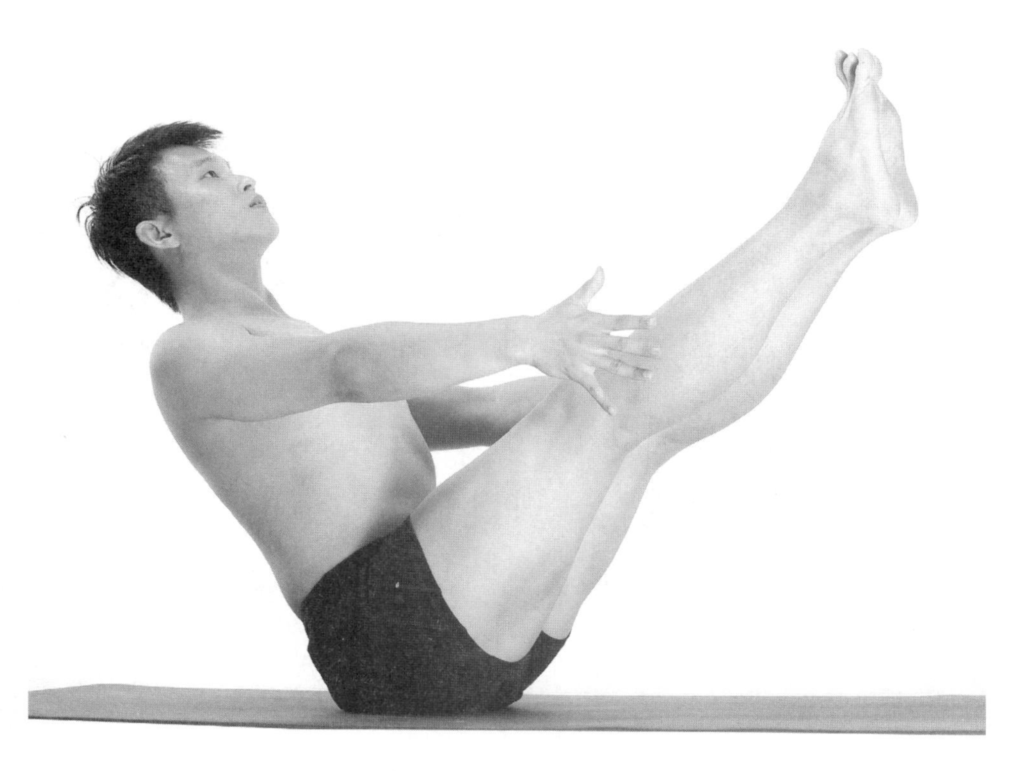

全船式 Paripurna Navasana

呼气同时提起胸腔与大腿，两腿内侧夹向中线伸展，激活脚趾，激活肠胃功能，锻炼后背与腹部深层肌肉，缓解下背部的不适。

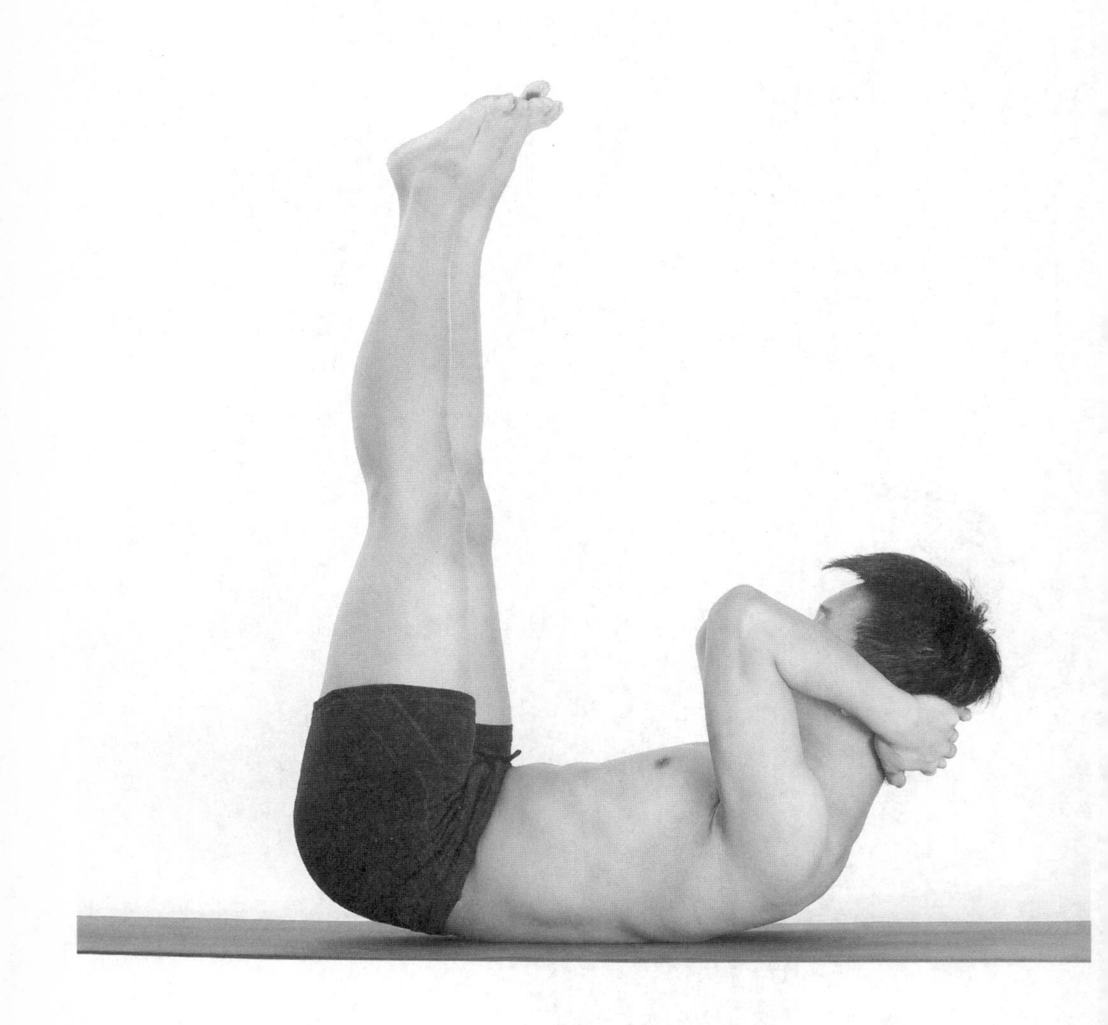

两腿内侧夹向中线垂直向上提（吸气骨盆上提收尾骨），腹部下沉，呼气胸腔上提，锻炼腹部深层肌肉，增强腹部肌肉群的稳定，缓解下背疼痛，增强消化功能。

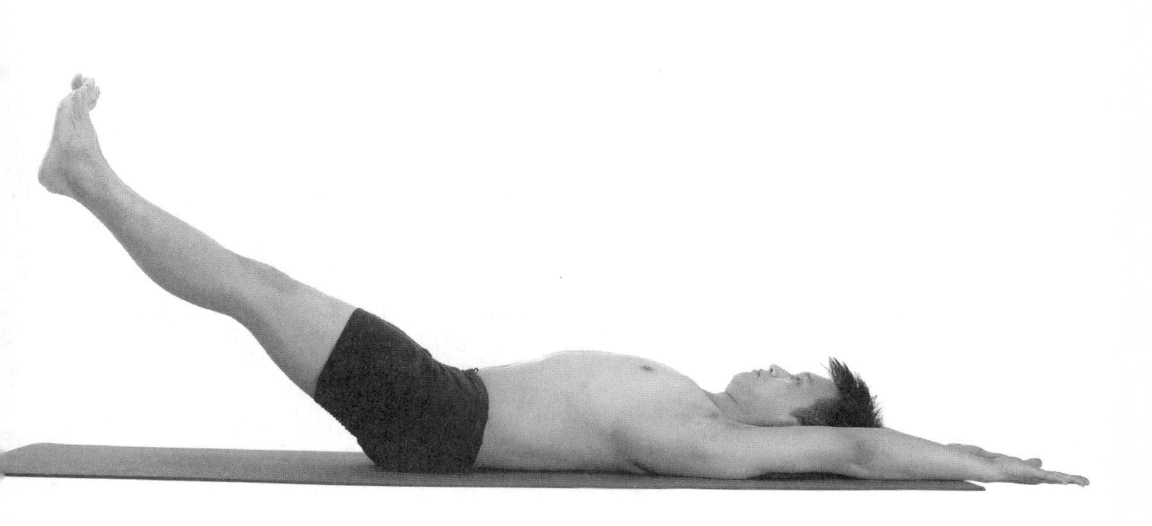

双腿伸直夹向中线放低至不同的角度，呼气腹部核心稳定下沉，减少腹部周围脂肪，强健腰部，缓解腹部胀气。

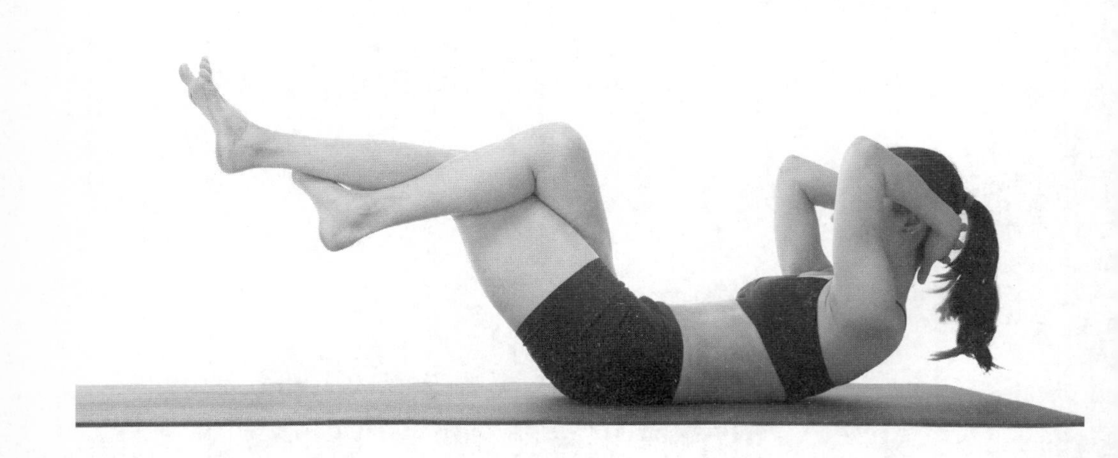

鸟王式的腿，呼气抬胸向上（交换两腿重复动作），增强两腿内侧的力量和腹部肌肉。

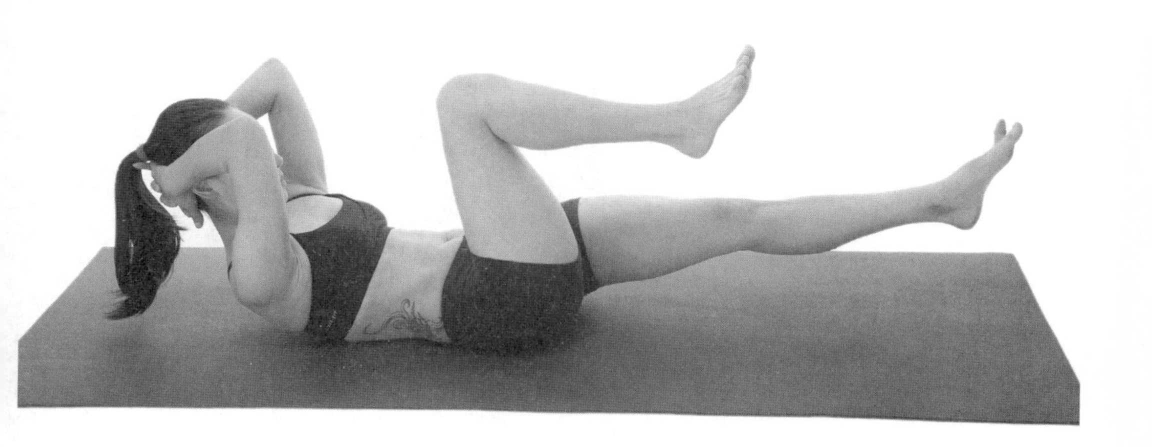

呼气，手肘向膝盖（交换两腿重复动作）。收尾骨体式，功效同上图。

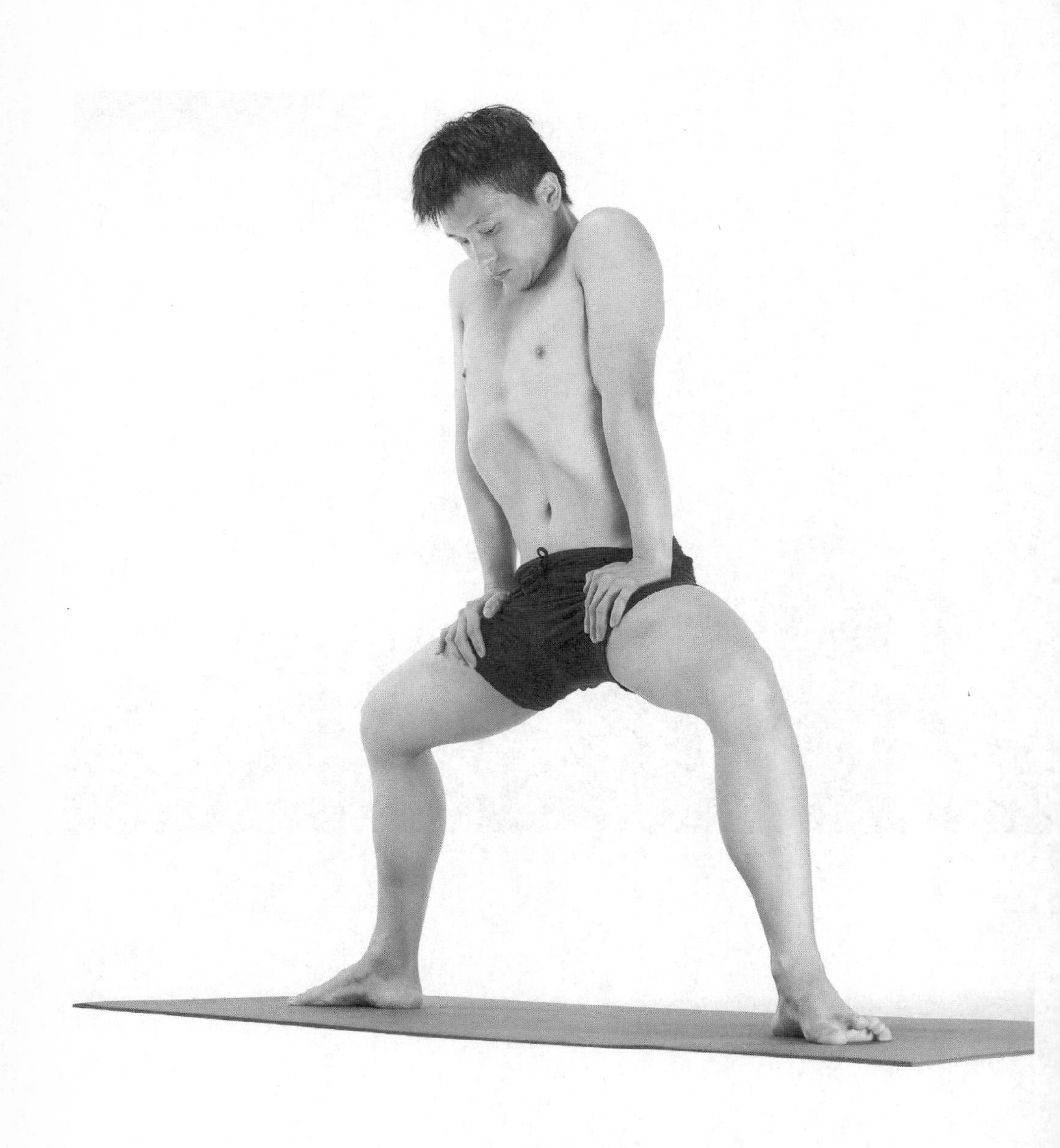

腹部核心收束：呼气后屏息，腹部向内向上。可调理内脏器官，增加消化功能，清理肠胃。

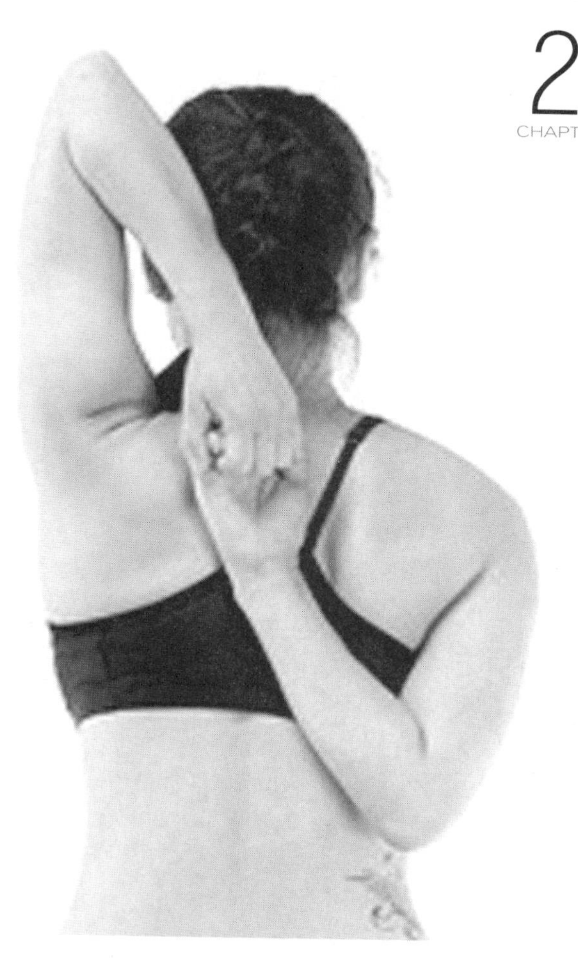

牛面式手臂练习：保持呼吸，前侧肋骨和腹部向后（交换两手重复动作），胸腔得到扩张，肩关节获得修复，背阔肌获得完全伸展。

鸟王式 Garudasana

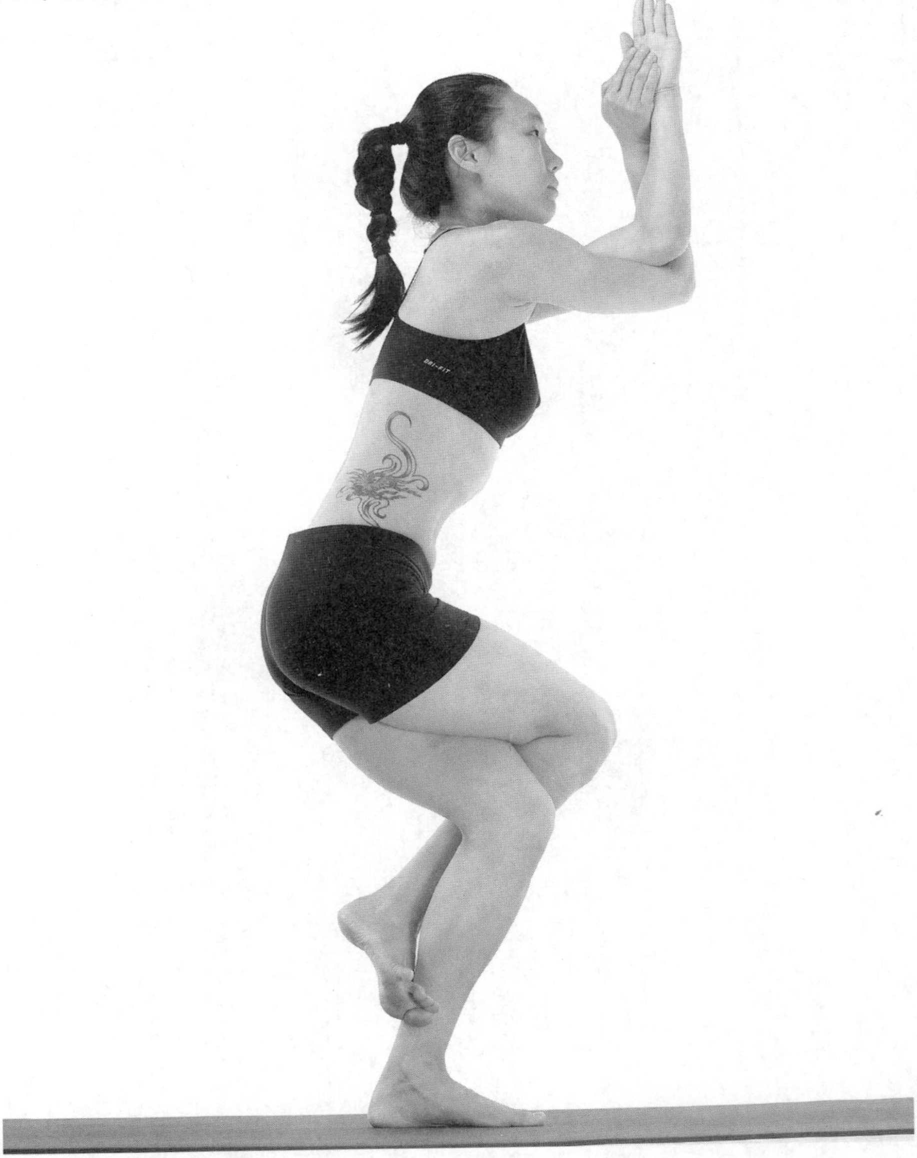

保持呼吸，手肘向上，肩膀下沉（交换两手重复动作），锻炼脚踝的力量，消除肩膀僵硬，增加平衡感与专注力。

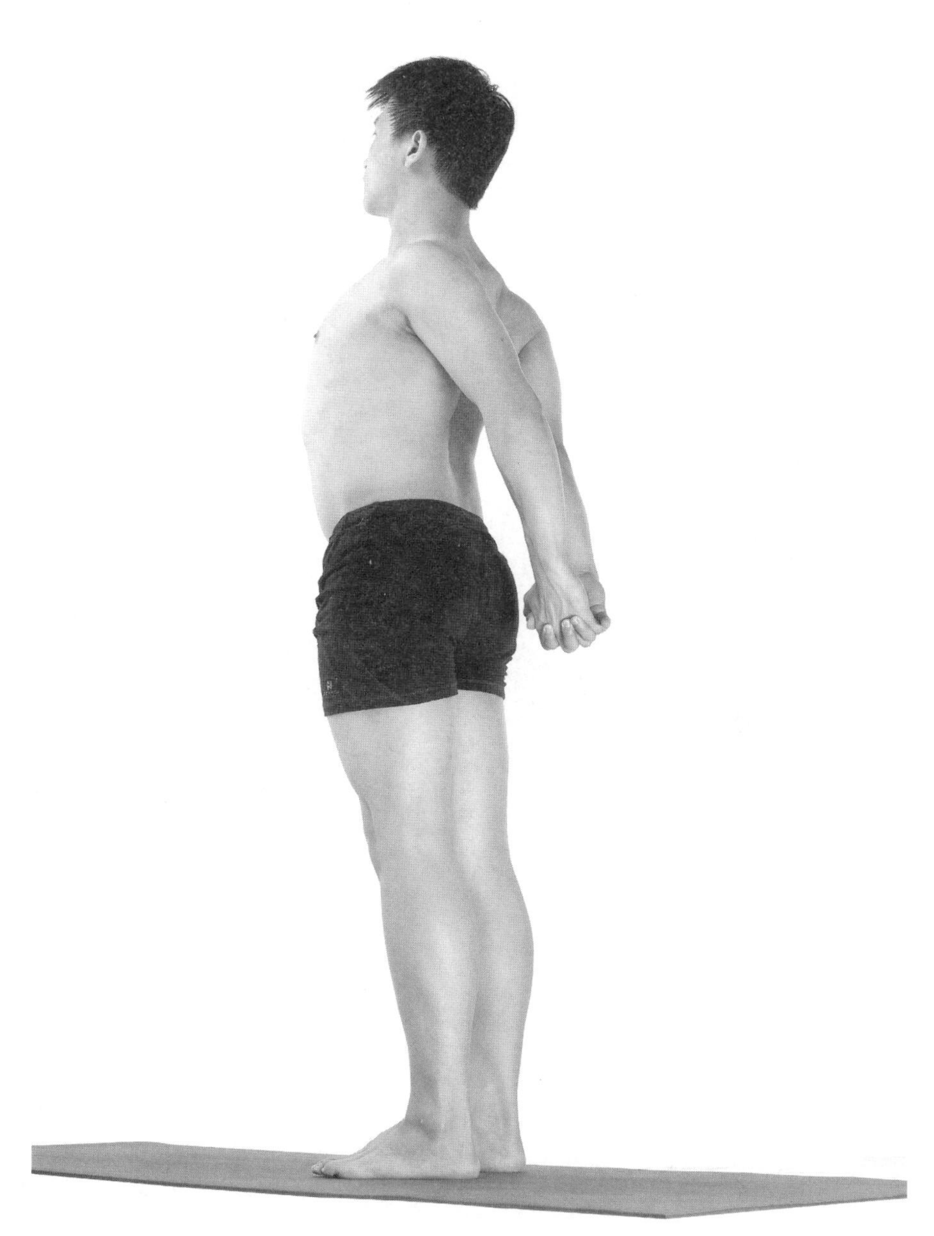

站立，手指交扣，呼气向下伸展，稳定腹部核心，两侧手肘向内夹，帮助更好的提起胸腔，胸部获得完全扩张，上背部的压力得到释放。

下背激活

蝗虫式 Salabhasana

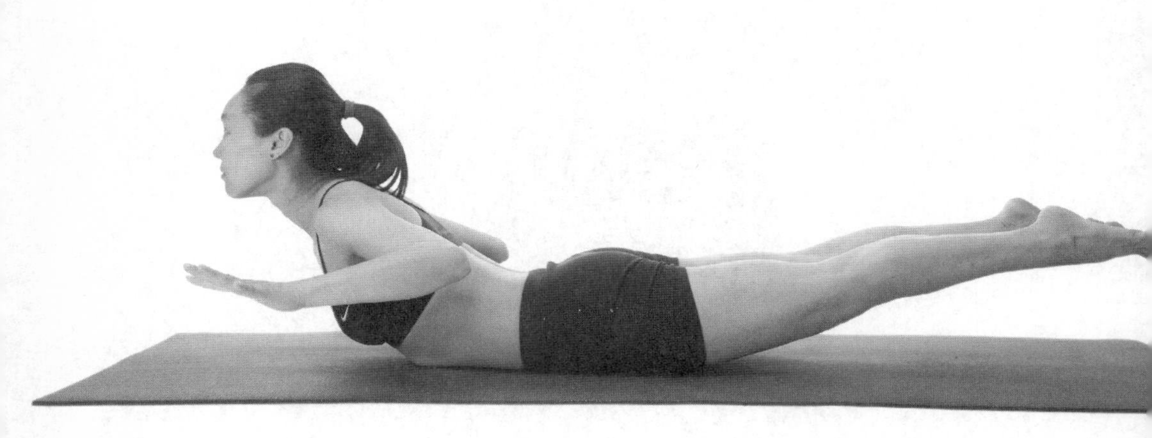

呼气，胸腔与两腿同时抬高，肩膀下沉。可增强消化功能，缓解胃部不适，是腰柱间盘突出者练习的首选体式。

PARIVRTTI
YOGA

目标体式 激活篇

2/6
CHAPTER

每一个瑜伽体式都有它特有的形态和效用，当我们用不同的顺序、不同的观注点把它们科学的串连起来，并用一个目标体式让整个能量达到一个最高值，身心获得了挑战，这样的练习会充满更多的乐趣和创造性。你可以根据自身的状况来搭建属于你自己的序列。

目标体式组合基本原则：

1．在进行目标体式激活之前，我们都应让身体热起来，你可选择流动的向太阳致敬式或者从前面所提到的下肢激活体式、骨盆激活体式、扭转激活体式中抽出你想练习的。

2．在我们看来，腹部肌群，也就是核心（包括后背肌肉），对现代人来说尤其重要，激活这个区域对你的瑜伽练习会产生意想不到的益处。

3．你可以针对个人的情况加入其他部位的激活，最后对目标体式进行挑战吧！

以下是几个目标体式的样本组合，仅供参考。

手倒立系列样本

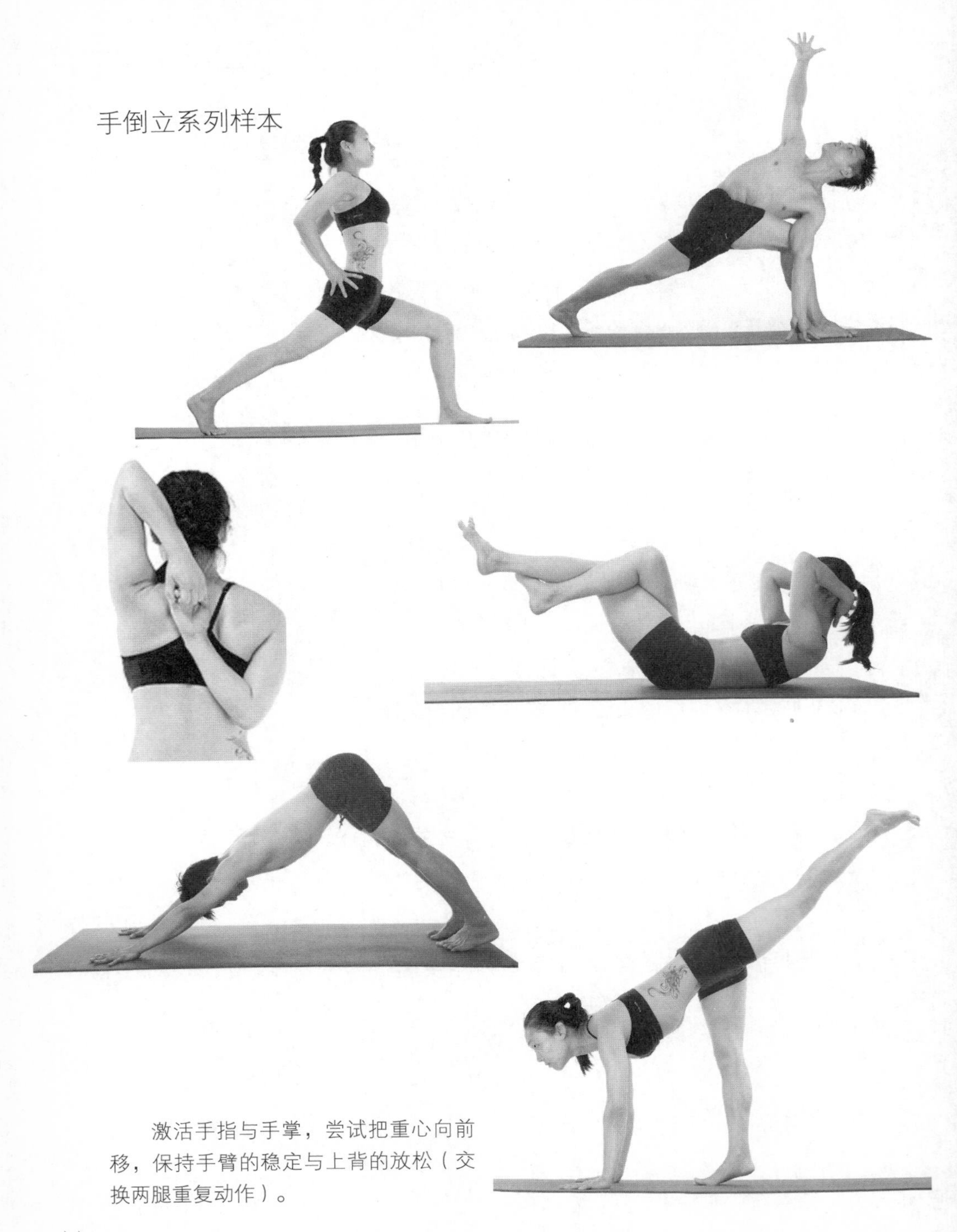

激活手指与手掌，尝试把重心向前移，保持手臂的稳定与上背的放松（交换两腿重复动作）。

脸朝下树式 Adho Mukha Vrksasana

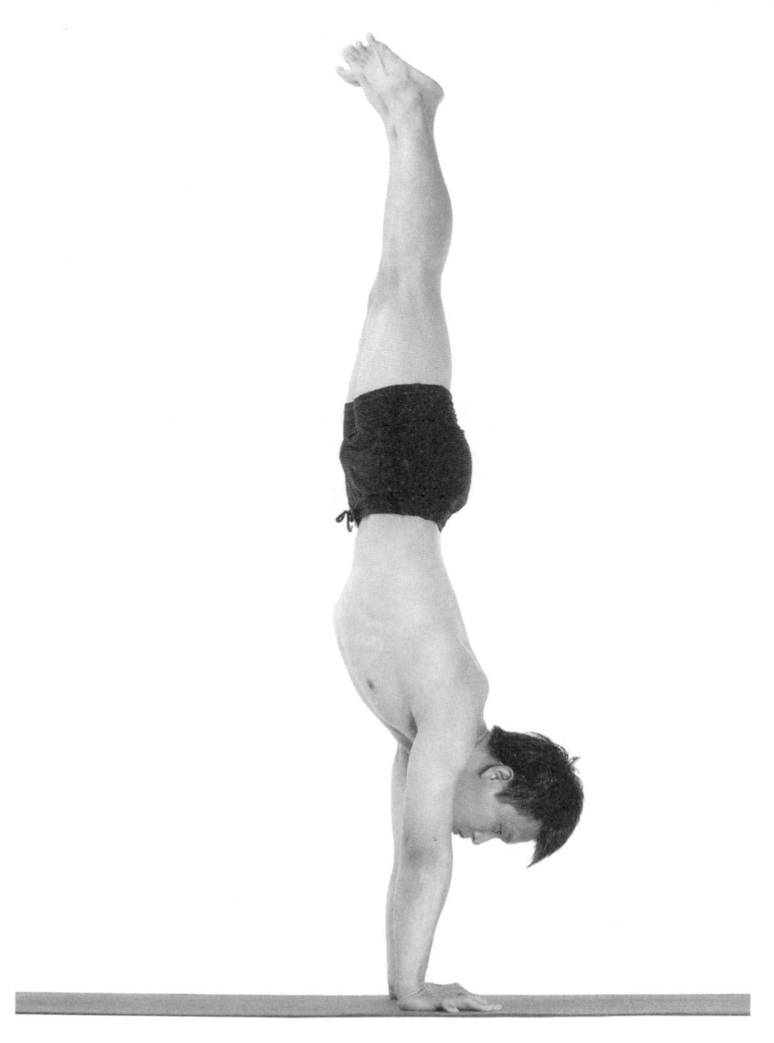

你可以靠墙练习，先学习单腿向上跳，然后尝试双腿向上跳；稳定核心，两腿向中线夹，激活手指与脚趾，在整个过程中保持呼吸的顺畅。这是一个振奋人心的体式，它能够激发你的自信心和自尊心，这是一个比头倒立和肩倒立都更安全的倒立体式。有把胸腔扩张的效用，要保持这个体式，还需要精细的调整来达到平衡。

孔雀羽毛式变形（手肘倒立）

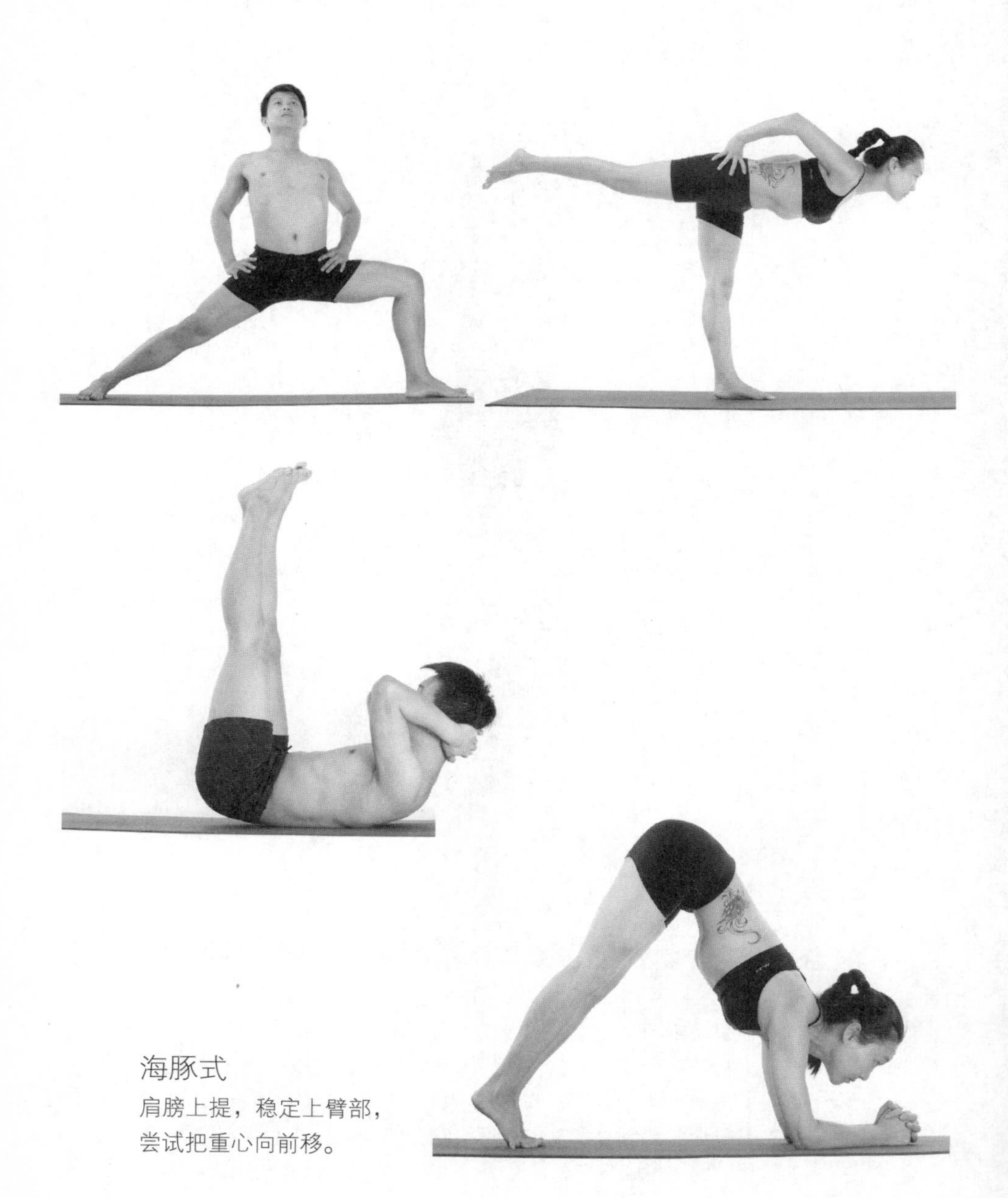

海豚式

肩膀上提，稳定上臂部，
尝试把重心向前移。

Pinca Mayurasana 孔雀羽毛式变形

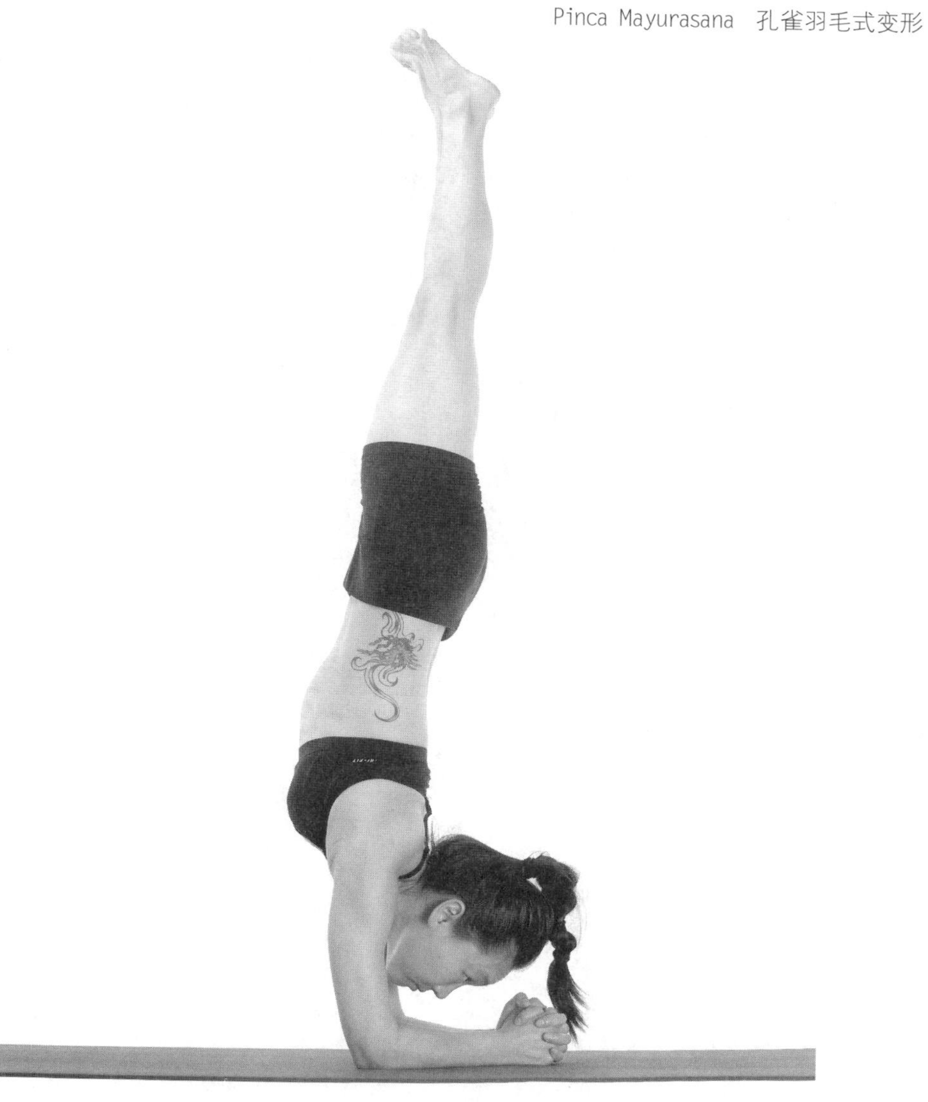

稳定手肘与上臂部，提起肩膀，核心激活，两腿向中线夹，展开脚趾，整个过程保持顺畅呼吸。这个体式是孔雀开始它优美舞蹈的象征，它能够锻炼肩膀和背部的肌肉，调整脊柱和伸展腹部肌肉，同时提高你的专注力与轻盈身体。

鹤式序列样本

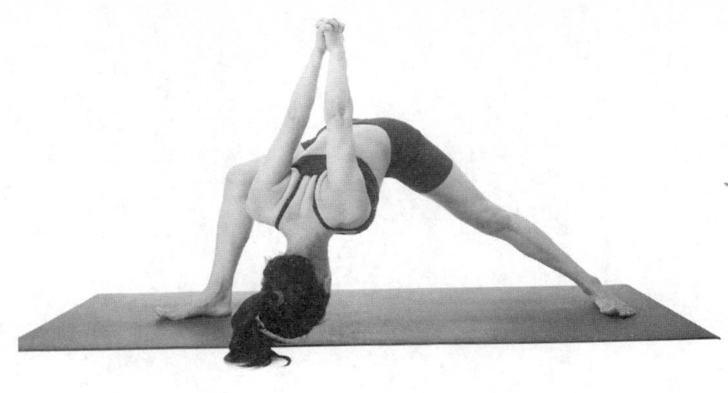

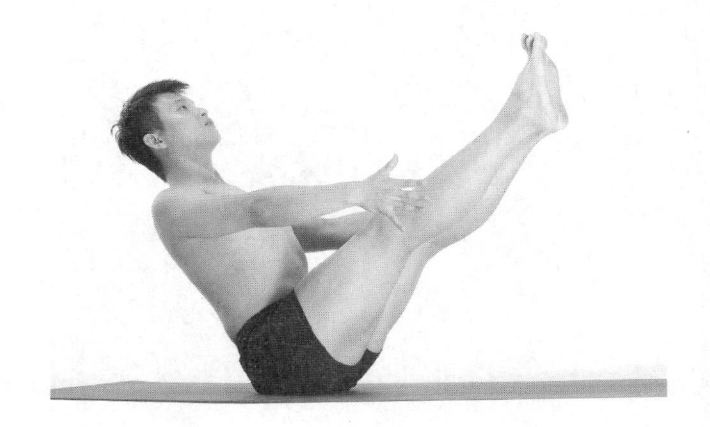

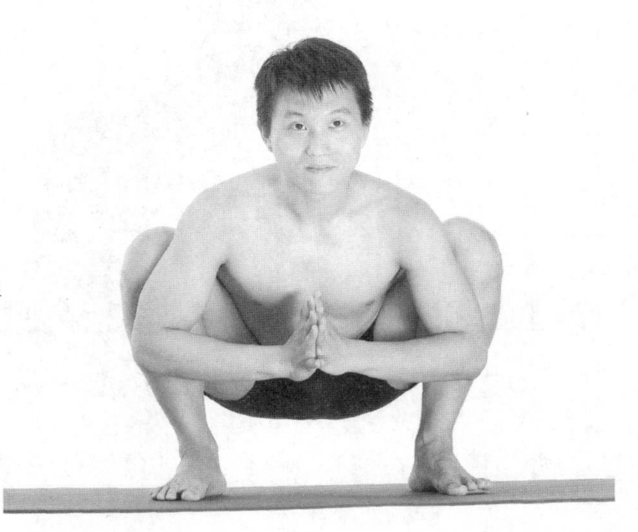

花环式变形　Malasana

膝盖内侧与手臂对抗，上半身尽量向下沉下两腿之间，提起胸腔。

Bakasana 鹤式

激活手指，双脚内侧并拢，提起脚跟向臀部，臀部向上，保持呼吸的顺畅。强健手臂和内脏器官，培养专注力与优雅体姿。

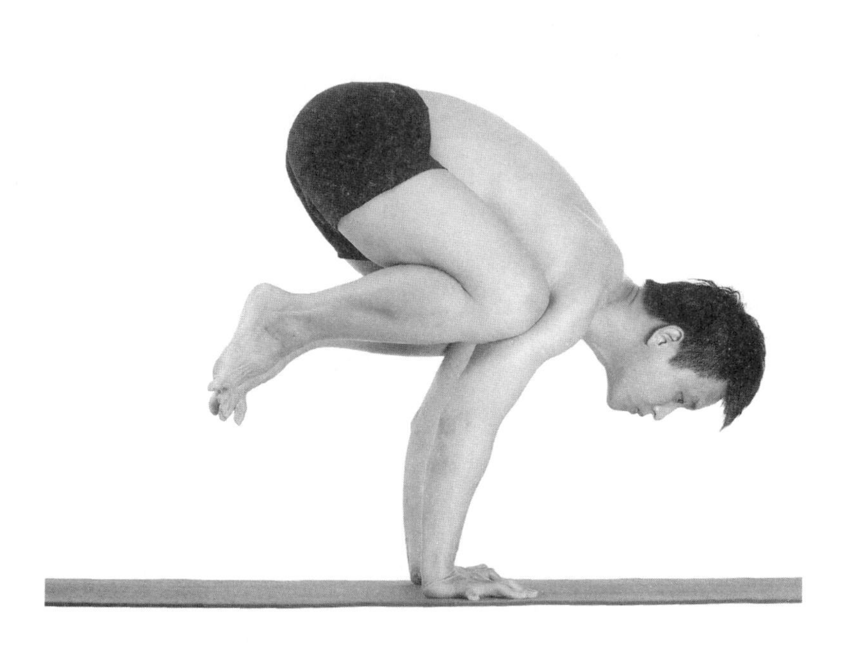

侧板手抓脚式序列样本

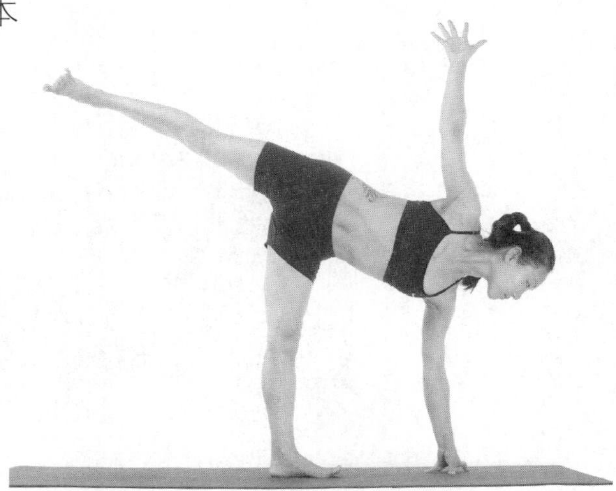

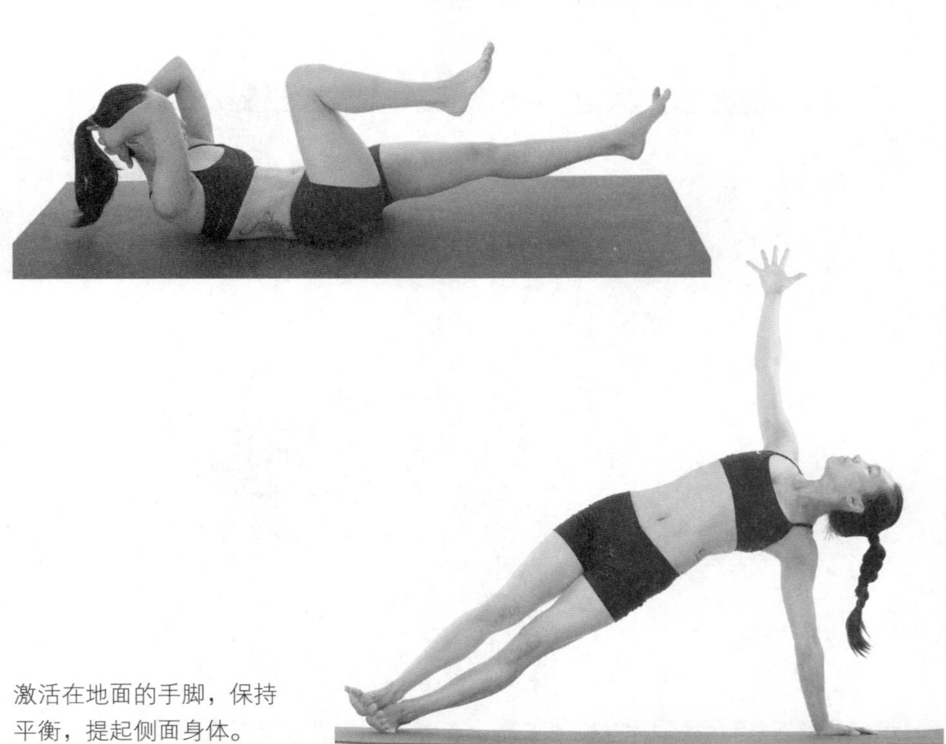

激活在地面的手脚，保持平衡，提起侧面身体。

Vasisthasana 圣者名（Vasistha）式

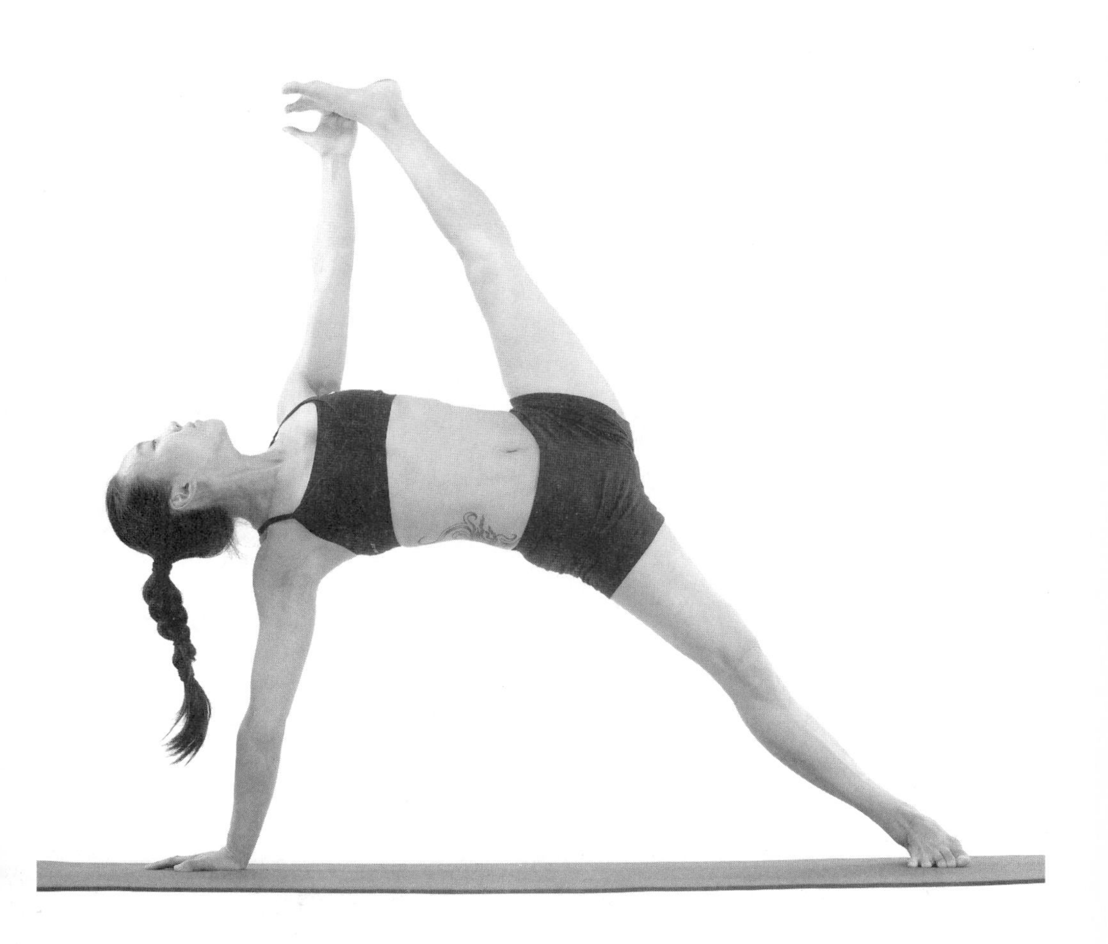

在地面上的脚内侧尽量向下压，上面的手抓脚的外侧向上提，展开胸腔向上（交换另侧重复动作），保持呼吸的顺畅。强健手腕，锻炼脚部、腰部与骶髂关节，培养专注力与自信。

后弯激活序列样本（有三种后弯目标体式，你可以选择练习）

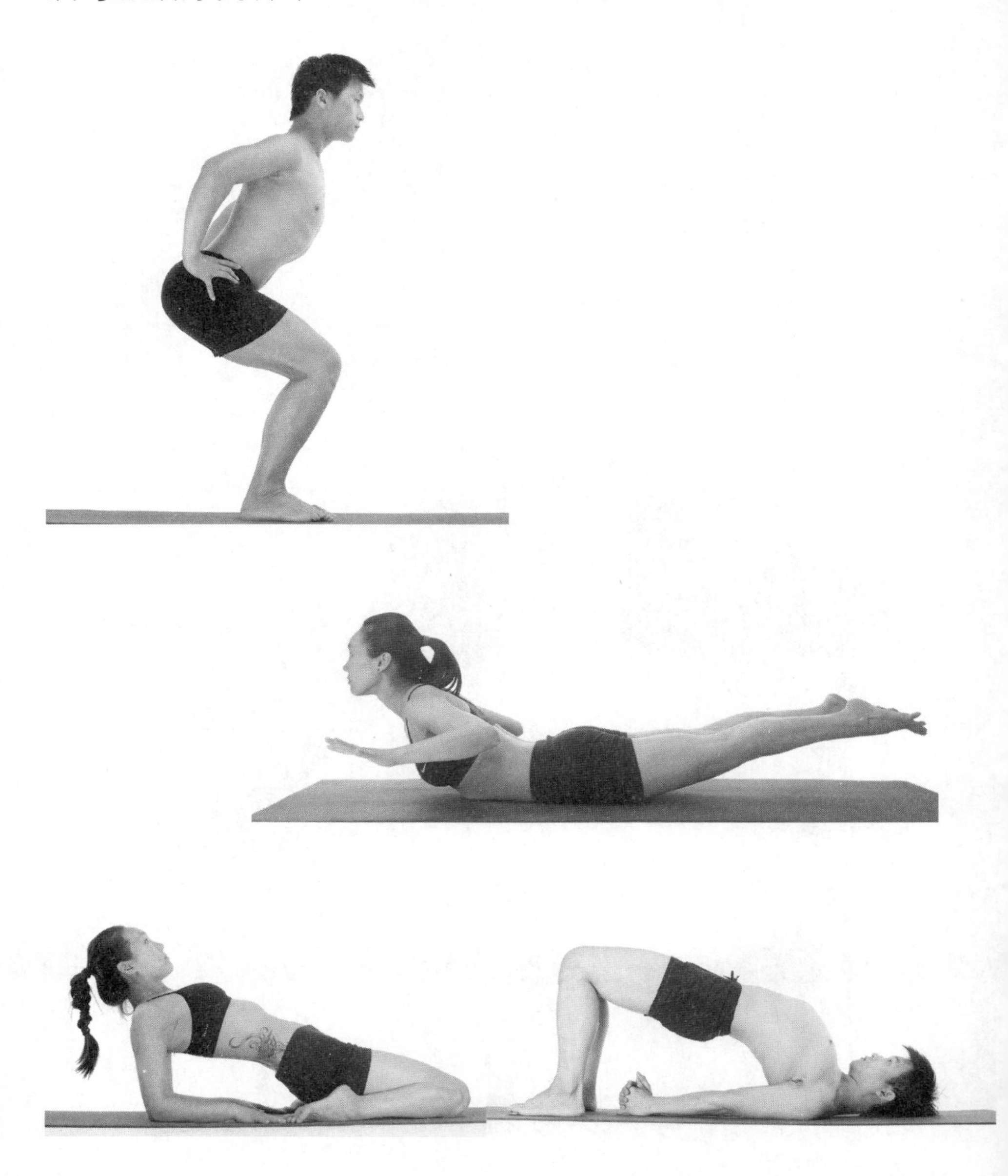

Urdhva Dhanurasana 向上弓式

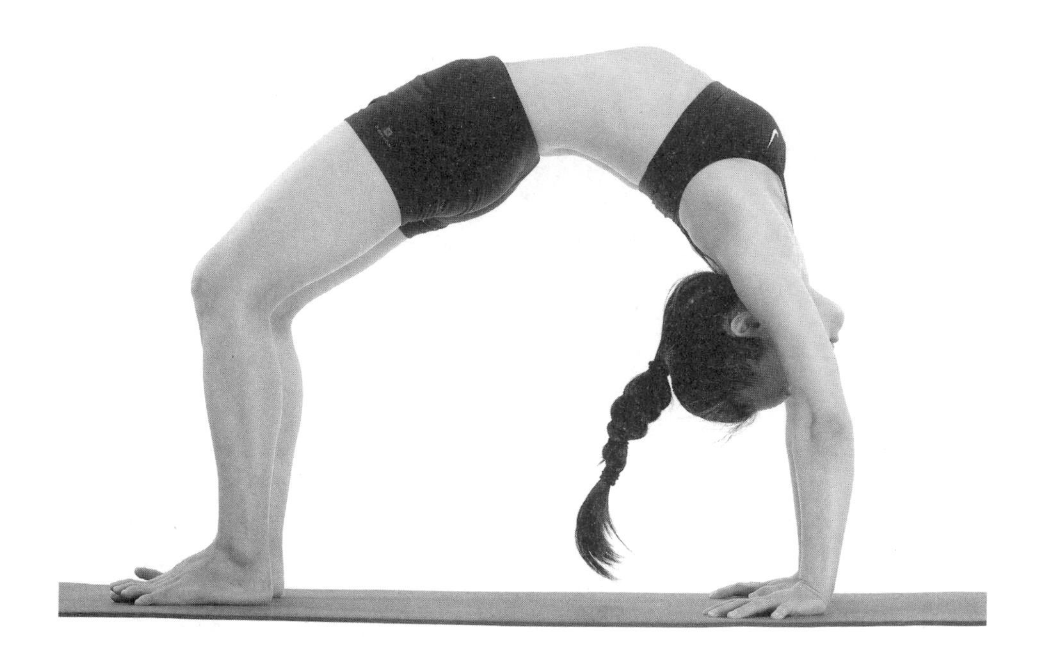

保持两脚平行，激活手臂，展开胸腔保持均匀稳定的呼吸。上弓式是后弯体式的基础，如果你在此感觉舒适与稳定，就可以挑战不同类型的后弯，同时记得保持核心的稳定来支持下背部，减轻腰部的压力。所有后弯类体式都是帮助我们更多展开胸腔，让背部变得强壮和灵活，同时是一剂抵抗消极情绪的良药。很多人对后弯体式有误解，认为它需要腰部的柔软，在这里我们要强调正确和持续的后弯练习会带来柔软的脊柱、更强壮的呼吸系统。

倒棍式　Viparita Dandasana

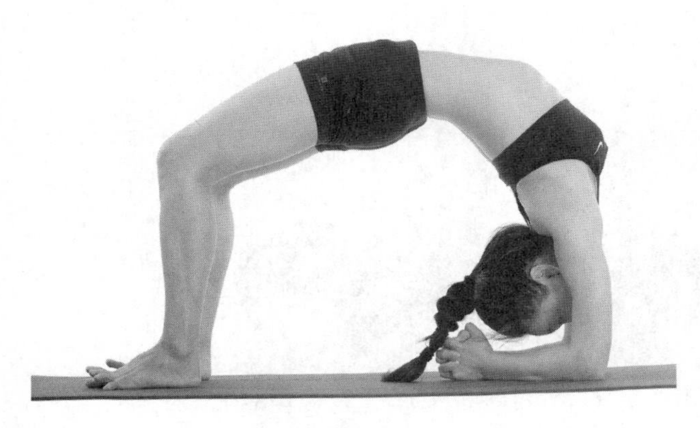

稳定手肘与上臂，提起肩膀，稳定双脚与下肢，展开胸腔，保持稳定和顺畅的呼吸。

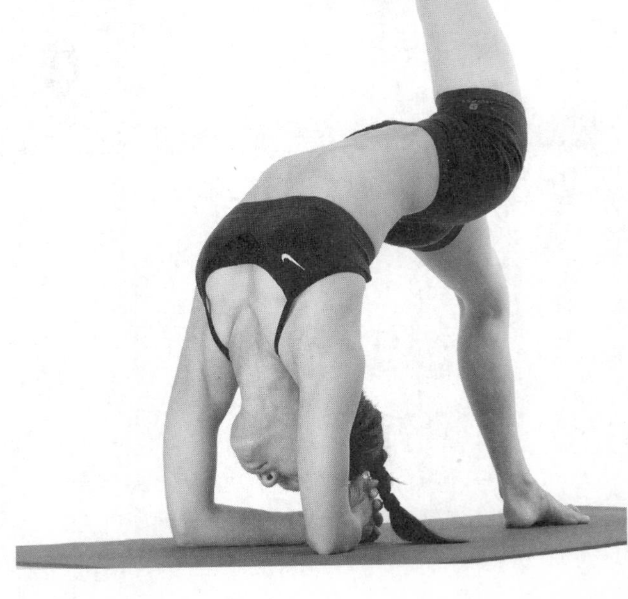

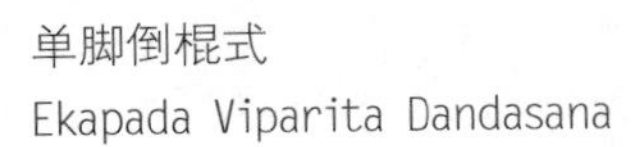

单脚倒棍式
Ekapada Viparita Dandasana

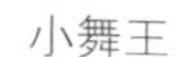

小舞王

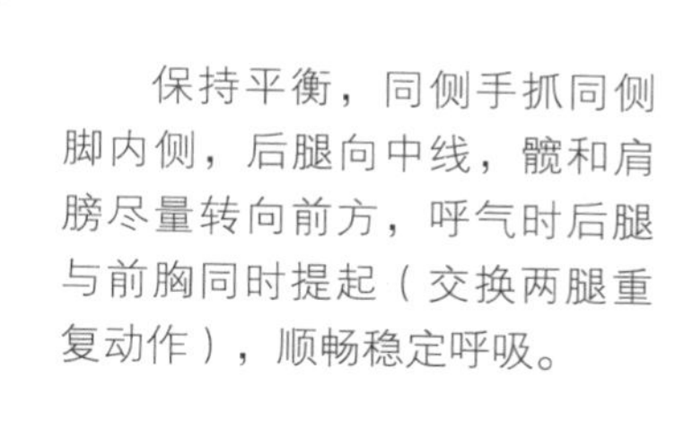

保持平衡，同侧手抓同侧脚内侧，后腿向中线，髋和肩膀尽量转向前方，呼气时后腿与前胸同时提起（交换两腿重复动作），顺畅稳定呼吸。

保持平衡，激活脚趾，内收尾骨，腹部核心稳定，展开胸腔（交换两腿重复动作）。

Natarajasana 舞王式

膝盖头式　Janu-sirsasana

弯曲的膝盖尽量向后打开，呼气扭转躯干并伸展向前腿（交换两腿重复动作）。帮助消化的同时促进肾脏功能，缓解下背部疼痛。

简易扭转的膝盖头式 Parivrtta- Janu-sirsasana

坐骨尽量往下沉，呼气扭转打开胸腔，伸展侧腰（交换两腿重复动作）。促进脊柱的血液循环，缓解背部疼痛，增强胃部功能。

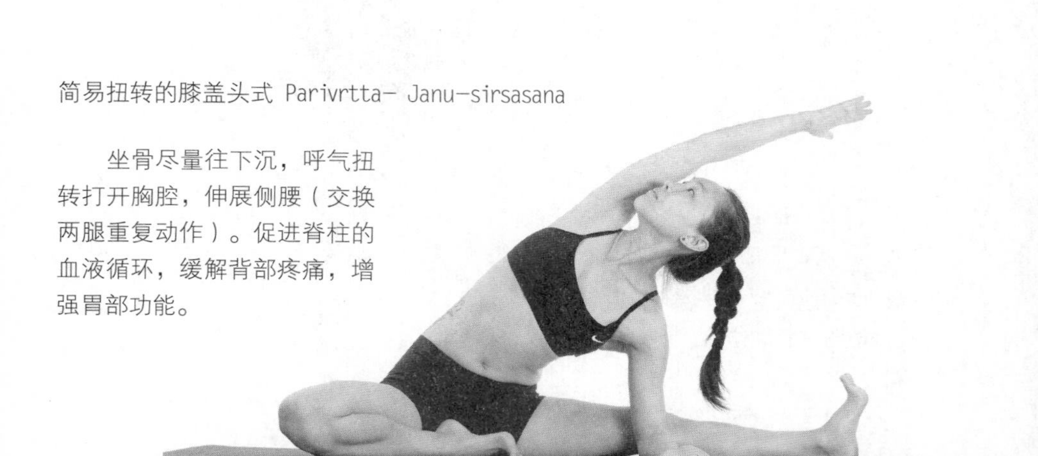

西方(背面)伸展式 Pascimottanasana

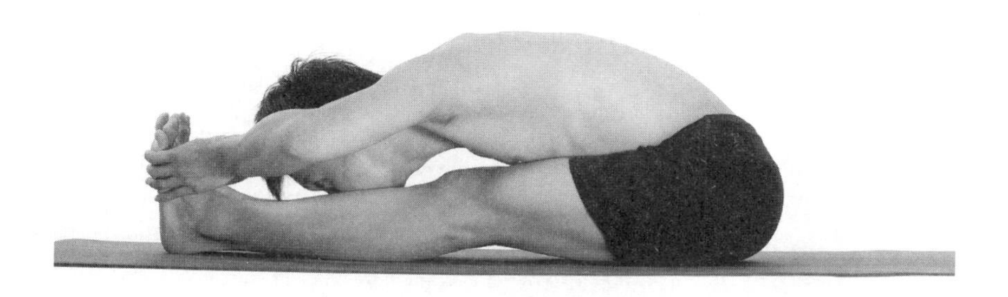

激活两腿伸直向下沉，呼气两手抓脚的外侧，弯曲手肘，放松肩膀。调理调动内脏器官促进消化功能，让脊柱恢复活力，同时给予心脏放松，放松神经，恢复大脑的活力。

简易束脚式 Badha-konasana

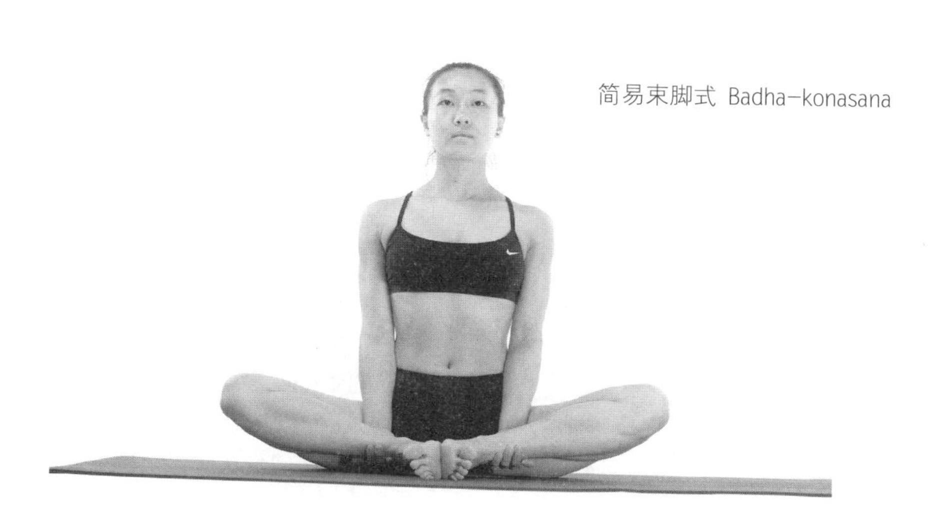

坐在坐骨的前端，伸直背部向上，激活脚趾，两腿相互对抗向中线，呼气也可以选择向下前弯。对泌尿系统紊乱有疗愈作用，也是女性经期首选体式之一，强健骨盆区域和髂关节，同时舒缓神经系统。

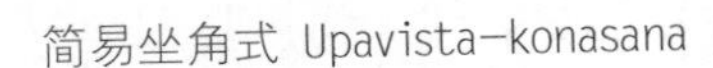
简易坐角式 Upavista-konasana

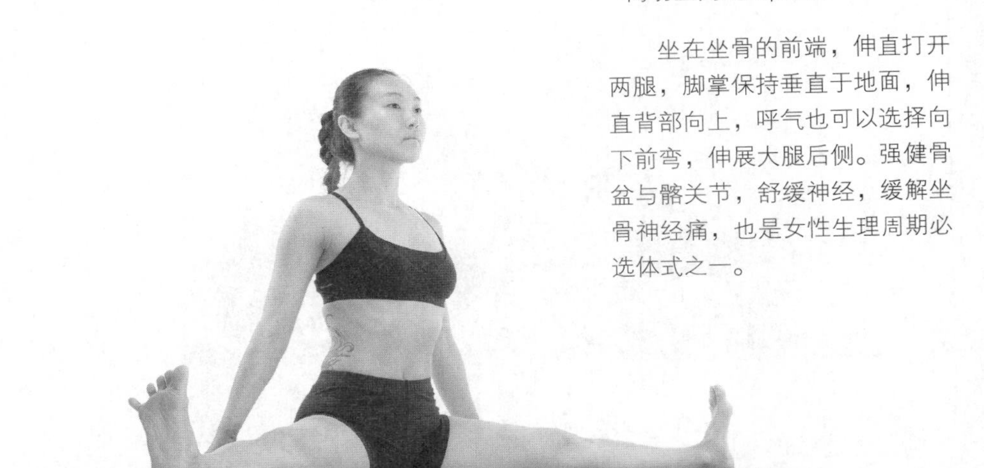

坐在坐骨的前端，伸直打开两腿，脚掌保持垂直于地面，伸直背部向上，呼气也可以选择向下前弯，伸展大腿后侧。强健骨盆与髂关节，舒缓神经，缓解坐骨神经痛，也是女性生理周期必选体式之一。

两腿弯曲，呼气两脚分开向前弯，放松头部和肩膀。功效同简易束角式。

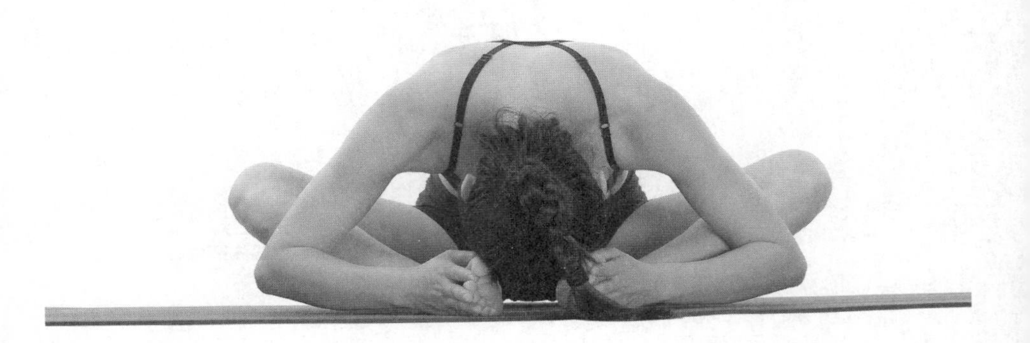

扭转时肩膀向下沉（交换两腿重复动作），保持顺畅的呼吸，放松臀部与髋部肌肉，放松侧腰，缓解背部不适。

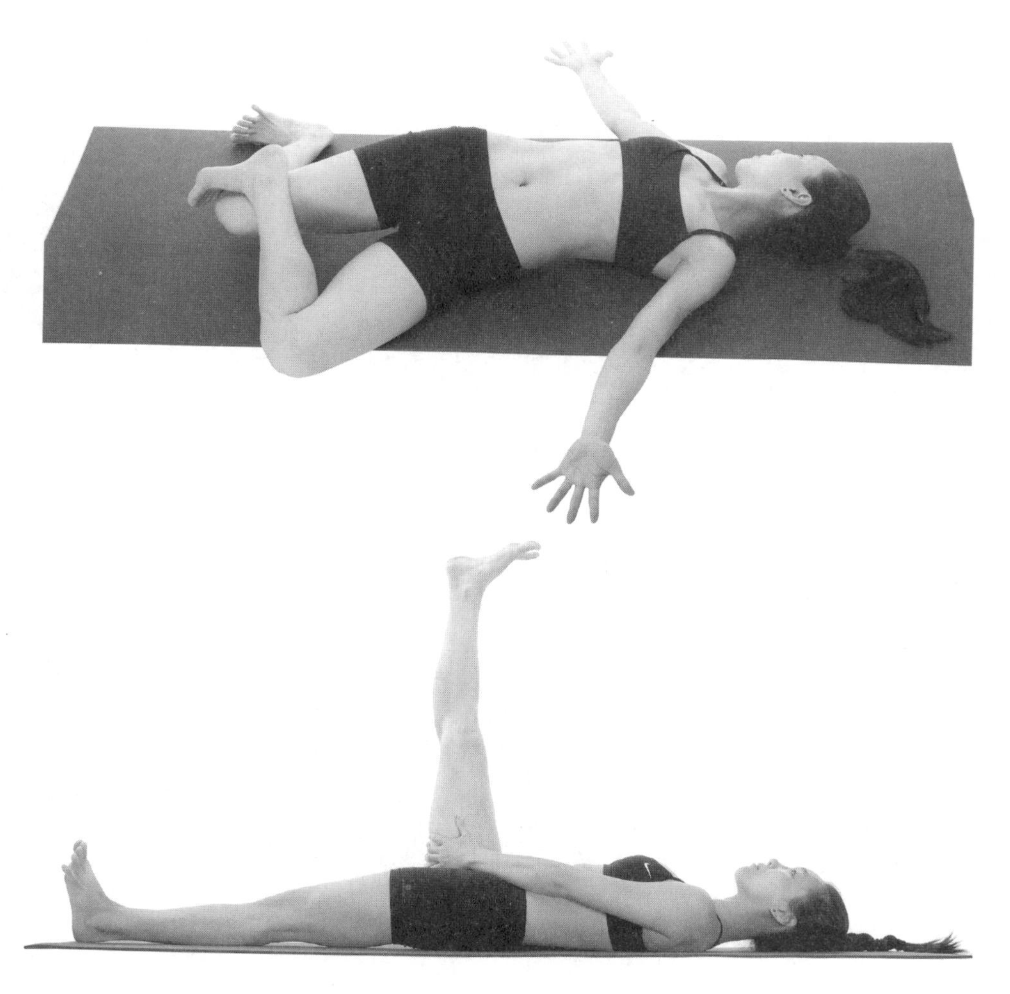

伸直上面的腿，下压下面的大腿，激活脚掌和脚趾（交换两腿重复动作），保持顺畅呼吸。这是一个非常好的伸展大腿后侧，缓解背部压力的体式，同时舒缓神经系统。

激活脚趾和脚掌，臀部下沉呼气，把上面的小腿拉向胸前，保持背部下沉（交换两腿重复动作）。缓解背部压力，放松骨盆区域的肌肉，达到舒缓神经的功效。

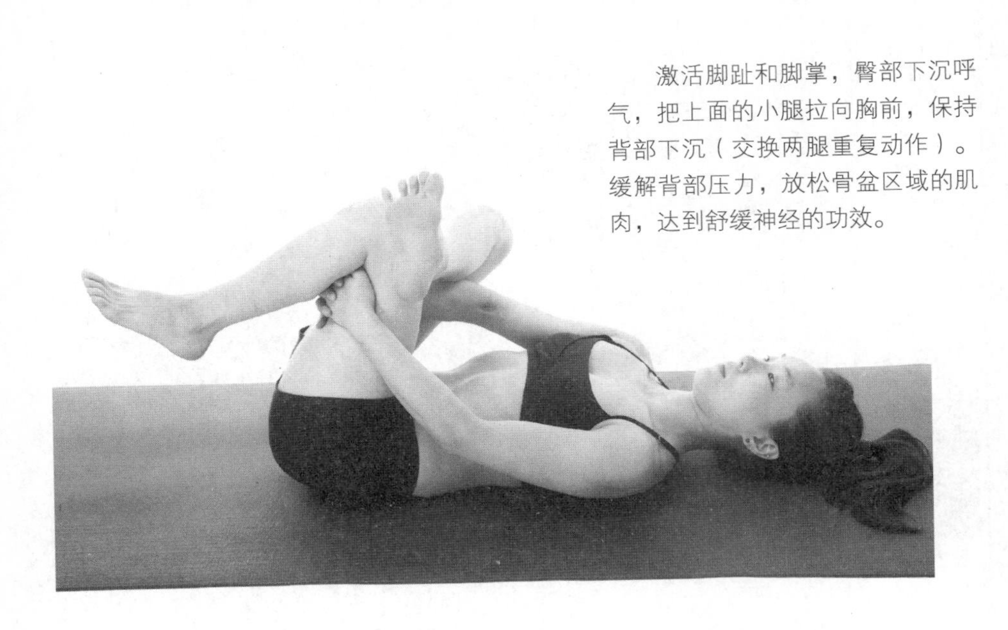

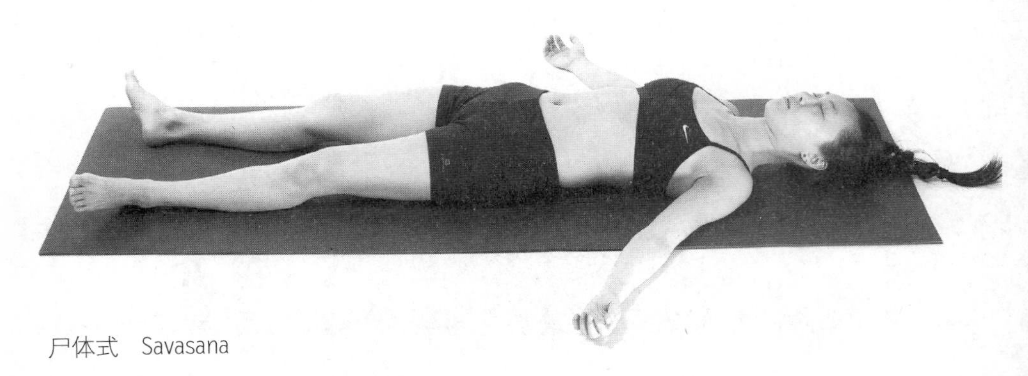

尸体式 Savasana

全身放松沉向地面，保持思想的清醒，让放松的意识传遍全身。这是一段安静的时光，让练习体式所获得的能量，吸收到细胞组织中，注意，肩膀向下沉，远离耳朵，享受5~10分钟的静谧时光。

PARIVRTTI
YOGA

相互激活篇

2/8
CHAPTER

相互激活的练习能建立信任与沟通能力（培养敏感和自立的品质）。不论你选择谁跟你一起练习，都可以学习到包容与爱。以下是几个简单互动的练习，愿你在关系中获得成长。

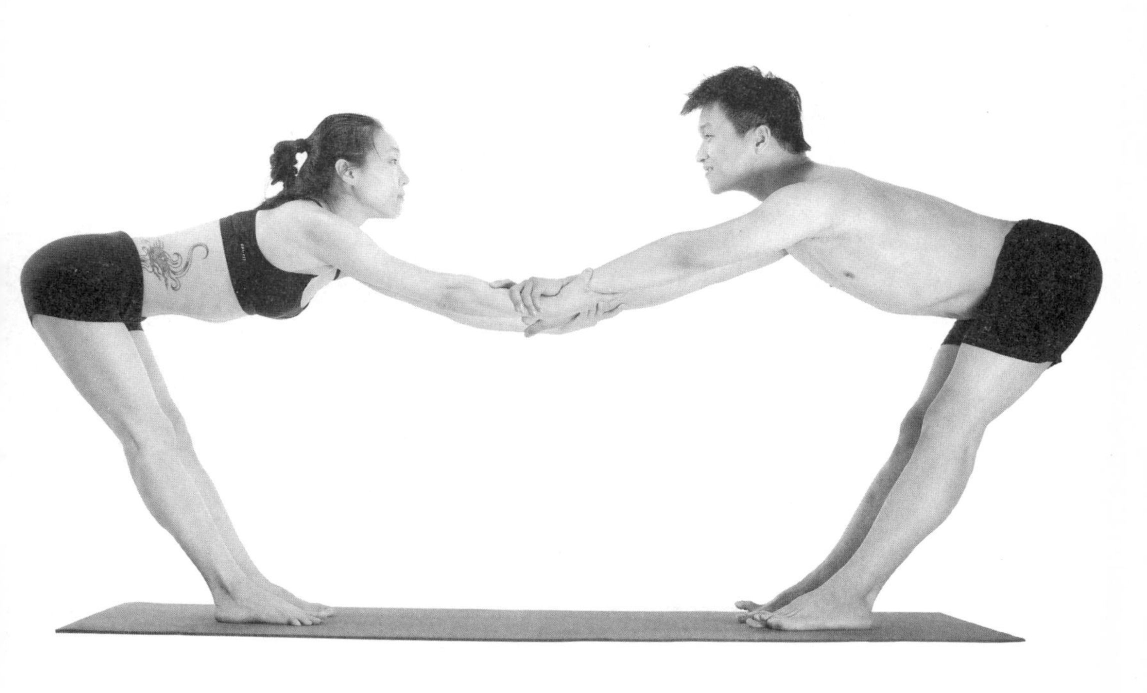

互相抓住对方手腕，保持双腿伸直，重心向后，拉长背部，用相互均衡稳定的力量帮助对方拉长脊柱，伸展大腿后侧与背部。

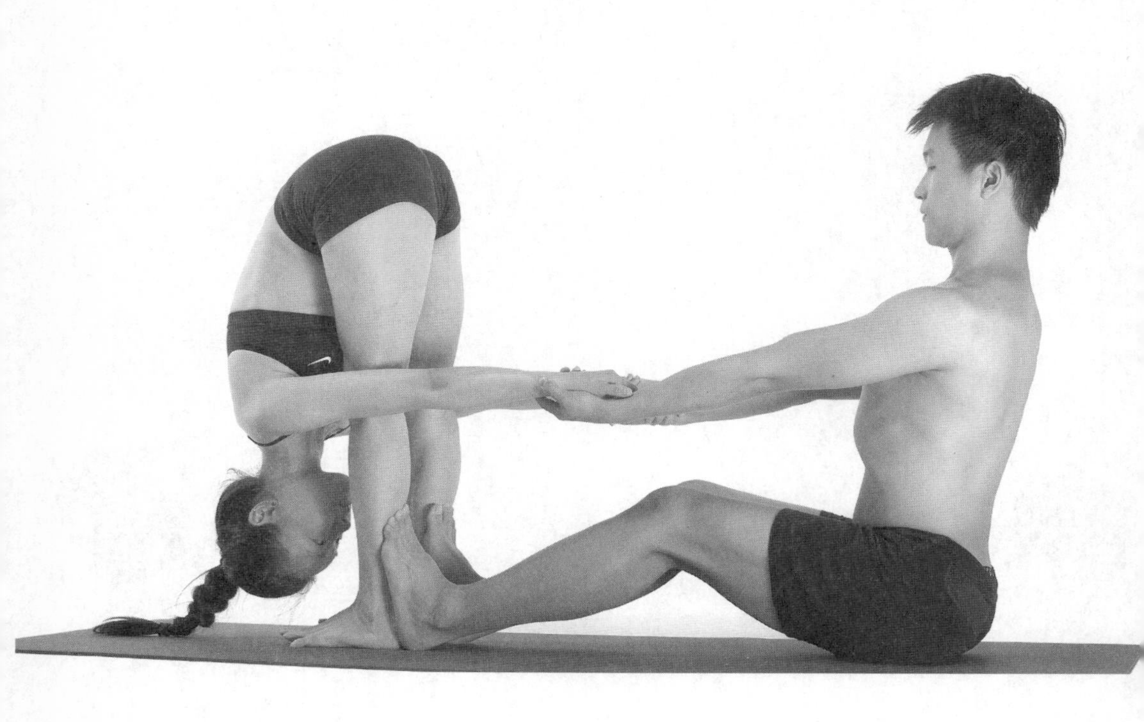

相互抓对方的手腕，用平衡的相互作用力来达到更深入的前弯。

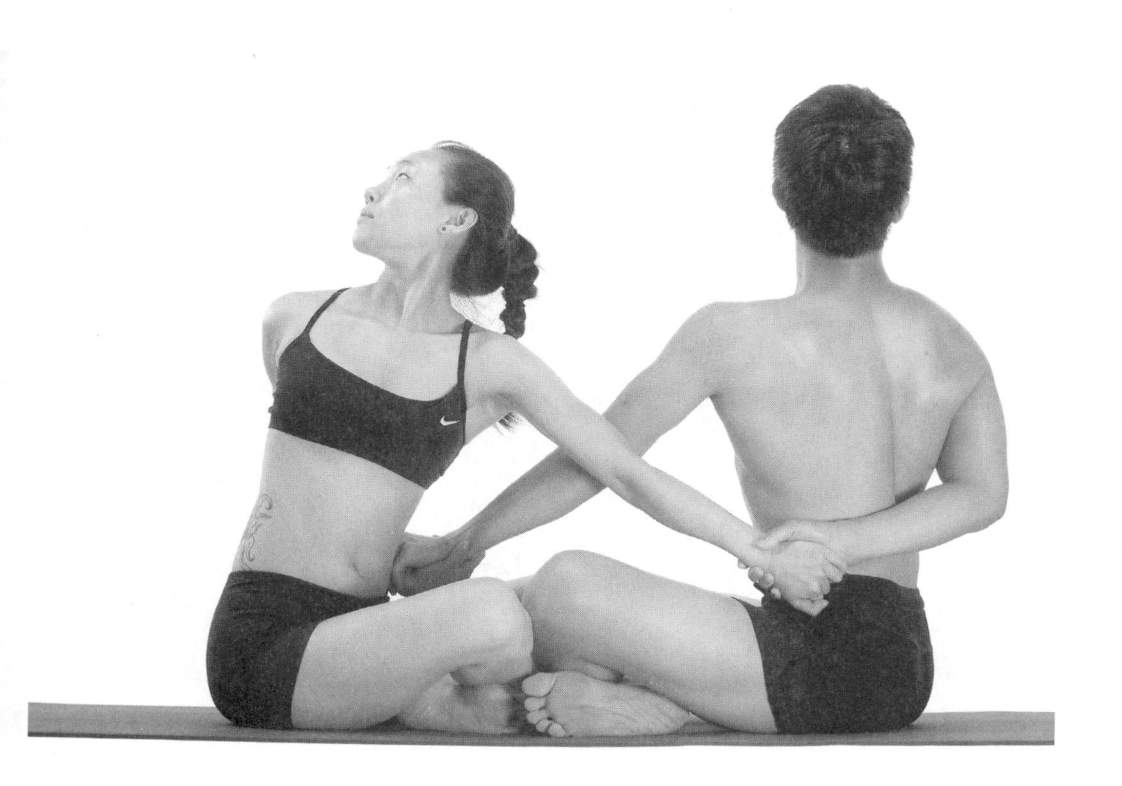

用你喜欢的方式盘坐，两人向各自相同一侧扭转，抓住对方相反一侧的手腕，借助相互的力加深扭转。

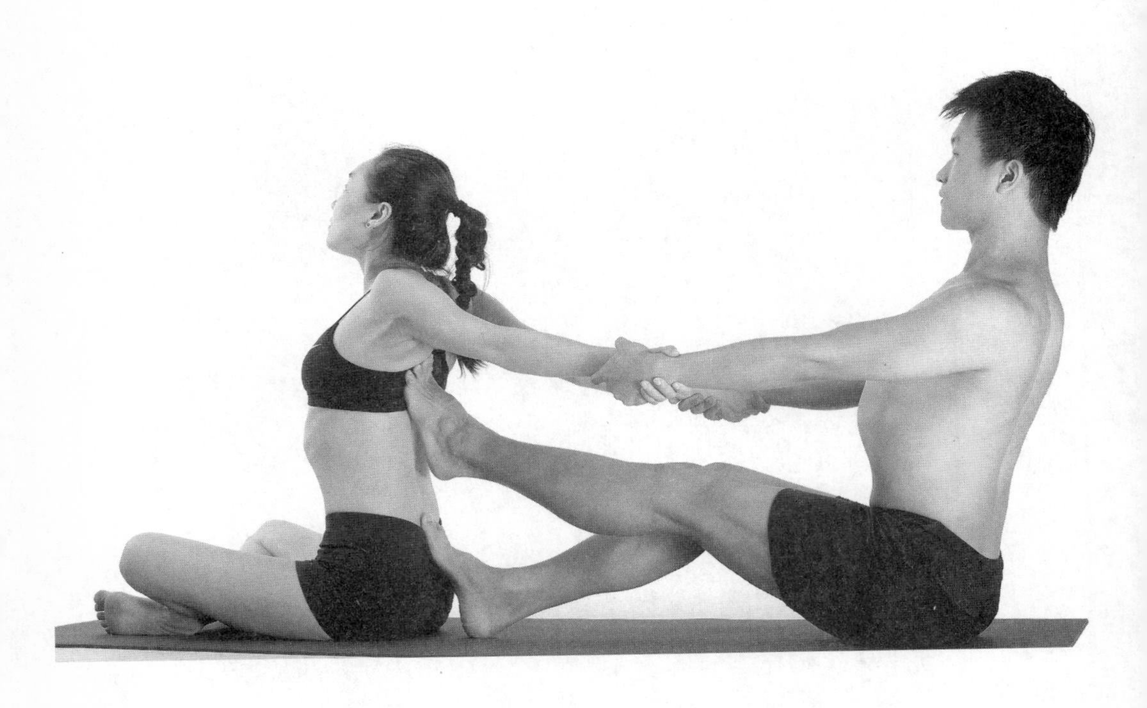

前面的伙伴稳定腹部，在后面伙伴的帮助下，更深的打开上背部和胸腔前侧。

下面是在练习中一些常见的情况，请大家在每张图中找出一些可以调整的部位。

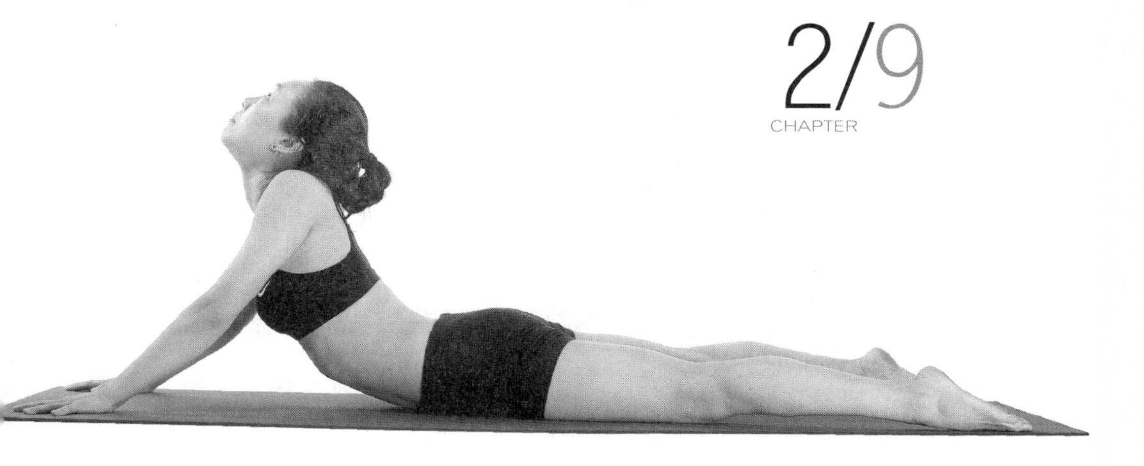

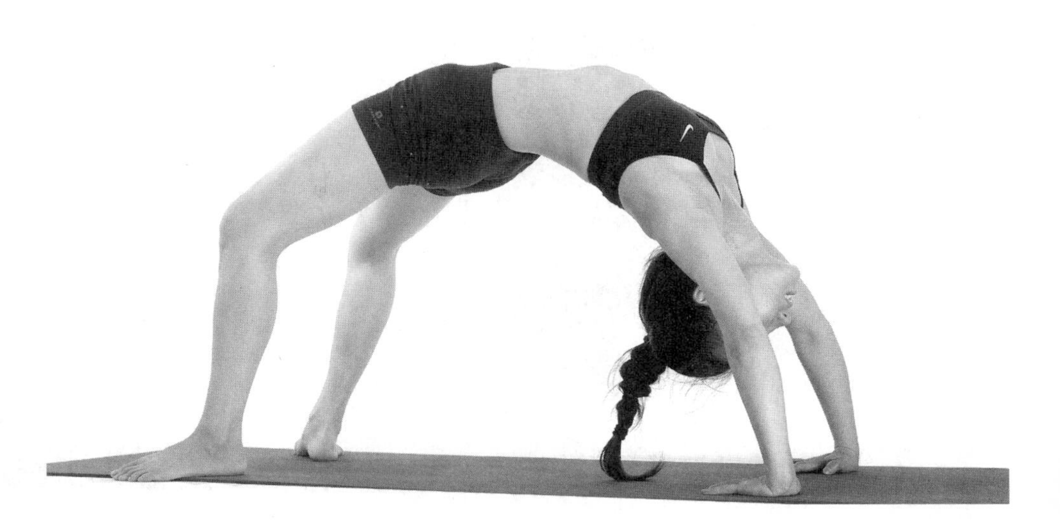

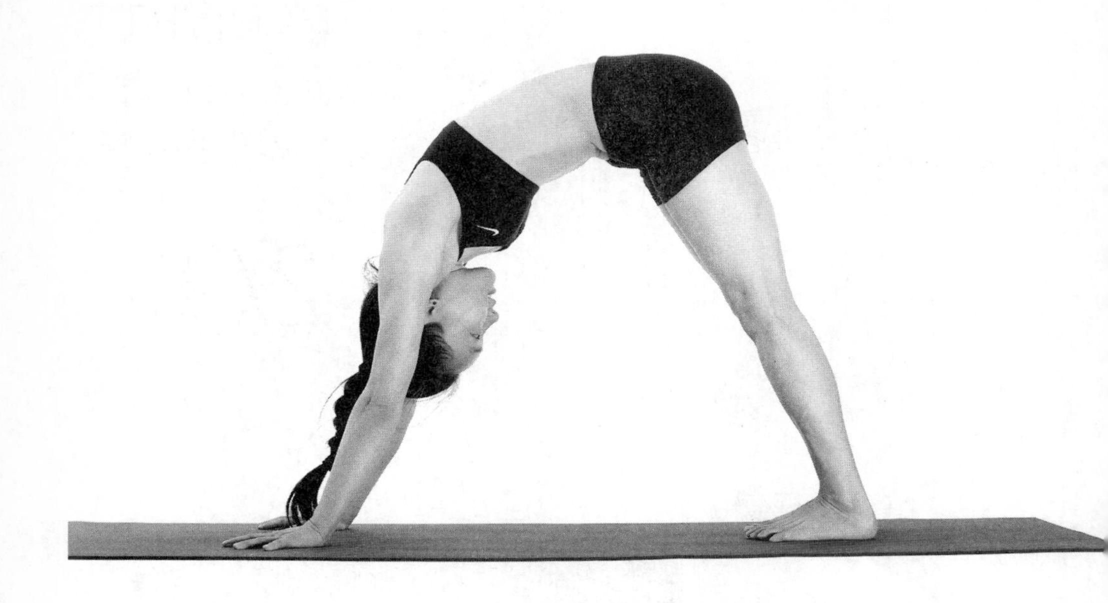

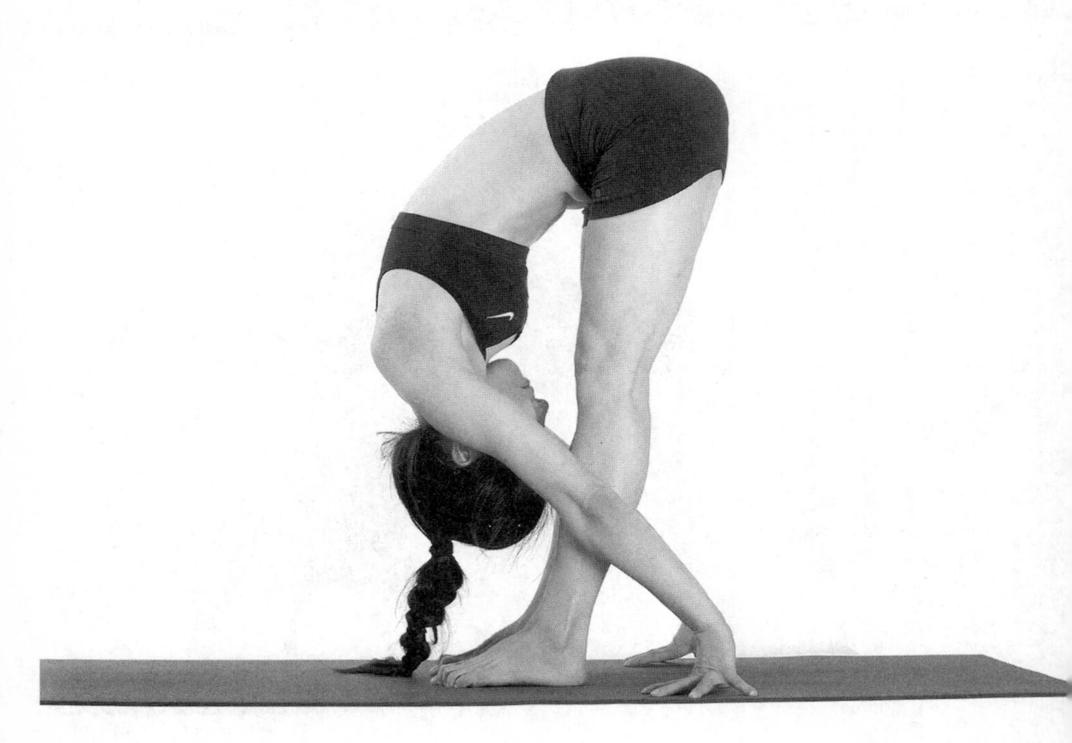

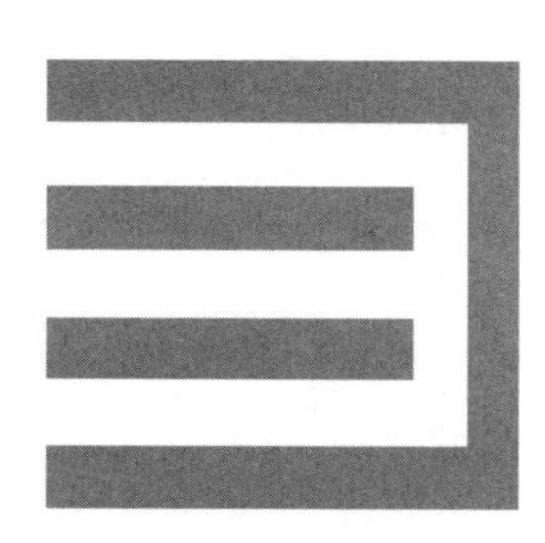

CHAPTER PARIVRTTI YOGA

我们的瑜伽生活

PARIVRTTI YOGA 瑜伽练习背后的意义

3/1 CHAPTER

持续播种的园丁

有天必将发现花儿的绽放

辛勤挖掘矿石的人

有天必将发现宝石的闪烁

深潜入海的珠人

有天必将带回稀有的宝物

真理属于那些

不断探索

充满勇气的人！

我们每个人都带着一本空白的书来到这个世界，这是属于我们自己的生命之书，它的内容全部取决于自己，它要如何发展，它将如何结局，现在的态度非常重要。大多数人只是对生活做出反应，而从来没有意识到可以做一些事情来创造自己的生活，前者是“被生活”，后者是“去生活”。瑜伽练习也是如此，每个人对待练习的态度不同，所带来的结果也不会相同，当你站在垫子上，你是否问过自己：

“练习瑜伽是为了什么？”

“瑜伽练习能给我带来什么？”

“我的生活通过瑜伽能发生什么样的转变？”

“通过瑜伽练习，我是否有改变？”

瑜伽给予我们去看、去关照的能力，这是探索必须具备的条件。如果想要创造自己的生活，我们内心必须拥有渴望转变的意愿，这就是探索的开始。

探索是从“我不知道”开始的，去寻找，去深入探究，找到属于你自己的真理，像孩子一样，天真，没有成见，对所有经历的事物敞开。探索是一种态度，表明你不是一个模仿者，保持着自己的纯净，没有偏执的去探索，当我们真正的了解内在的灵性时，才会真正的尊重自己和别人，自然而然的尊重整个存在，真正学会去爱，去给予。

最后，你不需要别人告诉你应该怎么去做，你也不需要假装成为别人喜欢的样子，成为自己，以自己为荣，这就是探索的结果。

Lokah曾经是一个忙绿的职业女性，对自我的要求极高，一直朝着完美女性的要求去要求自己。在接触到瑜伽的初期，只是把瑜伽当做美容修身，打发业余时间的一个消遣方式。当她不想被生活安排，开始去探寻自己人生意义的时候，尽管看了很多的心灵书籍，参加过一些灵修课程，但是这些知识给予的答案依然不确定，是否是自己想要的答案？她想要去探索自己的道路。

在瑜伽垫上，我们的呈现出来的是思想真实的反映，她开始去了解自己思想的状态，真实的品析自己的个性所制造的各种情绪，开始真正的面对自己的不完美。

过去的生活方式和情绪的积累，使她的身体呈现出来的是紧崩和虚弱的状态，同时自小就有严重的圆肩（含胸），所以这个练习改变的过程对她来说既漫长又艰辛，充满了痛苦与喜悦。在生活中，她是一个很强硬、倔强的人，但是在瑜伽垫上，她开始面对自己情感中的敏感和脆弱，卸下生活中的防备，告别了过去职业女性的妆着，一点一点的走向自然简约的生活，开始享受做为一个瑜伽老师的乐趣，分享着自己练习和对瑜伽的理解，就这样简单的沉浸在瑜伽带给她的自在与鲜活当中。

在Dream的瑜伽路上，不管生活如何变化，他始终像“书呆子”一般保持着对瑜伽的满腔热血和激情，坚持阅读文献经典和中外瑜伽书籍，并不断的获取走在潮流尖端的瑜伽资讯。在他与世界各地知名导师的学习与工作交流中，获得了各种不同风格瑜伽练习的精髓和其背后的奥秘。

在这些老师的感染下，他把这些知识融入到自己的生活与练习实践中去，通过不断的实验来验证这些知识，把各种瑜伽练习融合，不断用创造性的思路让自我练习和教授更加的有效和安全，并获得各地学生的认可。

他坚定的相信，瑜伽不只是垫子上的身体练习，它与日常生活是密切相关的，生活本身不是由大事件组成的，生活的真谛就存在于行、住、坐、卧和与人交往的细节当中；他一直强调练习中身体细节的调整，心态的协调，和把这些练习带到生活中去。

生命中真正有价值的事物，它们的结果和方法都是没有区别的，就像一个硬币的两面，密不可分的结合在一起。这就是我们瑜伽生活的故事，瑜伽会让我们越来越简单和真实，它带给身体力量和灵活性，带给思想协调和开放性，它释放我们身体里囤积的情绪，同时给予我们专注和沉静的品质，而这样的品质会让我们有机会更深的聆听内在，唤醒灵性的荣光。

PARIVRTTI YOGA

LOKAH

3/2

CHAPTER

常常有人问我们，除了练习和教授瑜伽，还在干什么？我们很难一一说清楚，说大些就是吃（吃的范围很有限）和玩（大笑中）。在这部分，我们呈现给大家的是Lokah的随笔画和Dream的小文字，这些都是我们在生活中灵感的乍现，我们想告诉大家的是，我们不仅仅是只会做体式的瑜伽老师，还是两个生活的艺术家（笑得更响）。

生命是表达、创造、喜悦，当我们按照自己本来特有的方式去生活，那么我们就是以自然之道在生活，而生活是一个不断进行的过程，这意味着“活出”与“实践”而不是“急功近利”，我们不用把自己塞进一个自我构建的安全模式，我们都有机会可以根据自身的特质，不断发掘自己的潜能，成为最好的自己。

Lokah是梵文，代表所有方向
愿我的光亮闪耀向所有方位、时空
没有障碍

对我而言瑜伽老师不单是在体式上有很好的演示，更重要的是把理论的学习和生活的感悟融入到自己的教学和生活的点点滴滴，教与学是相辅相成的，对别人启发也是对自己内省。

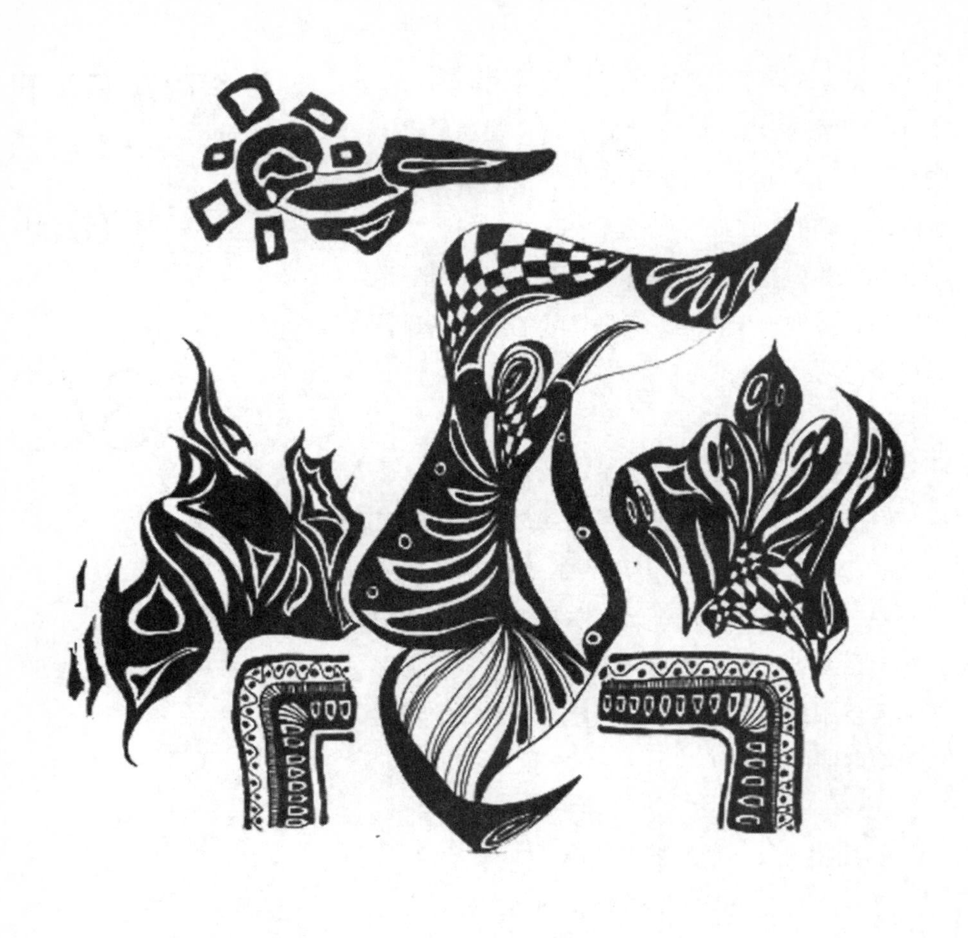

世界不曾暗淡
它是一首非常美的歌
我要成为其中的一部分
信任自己的天性
信任自己内在的宇宙
随着这个弦律
终将抵达最终的目的地

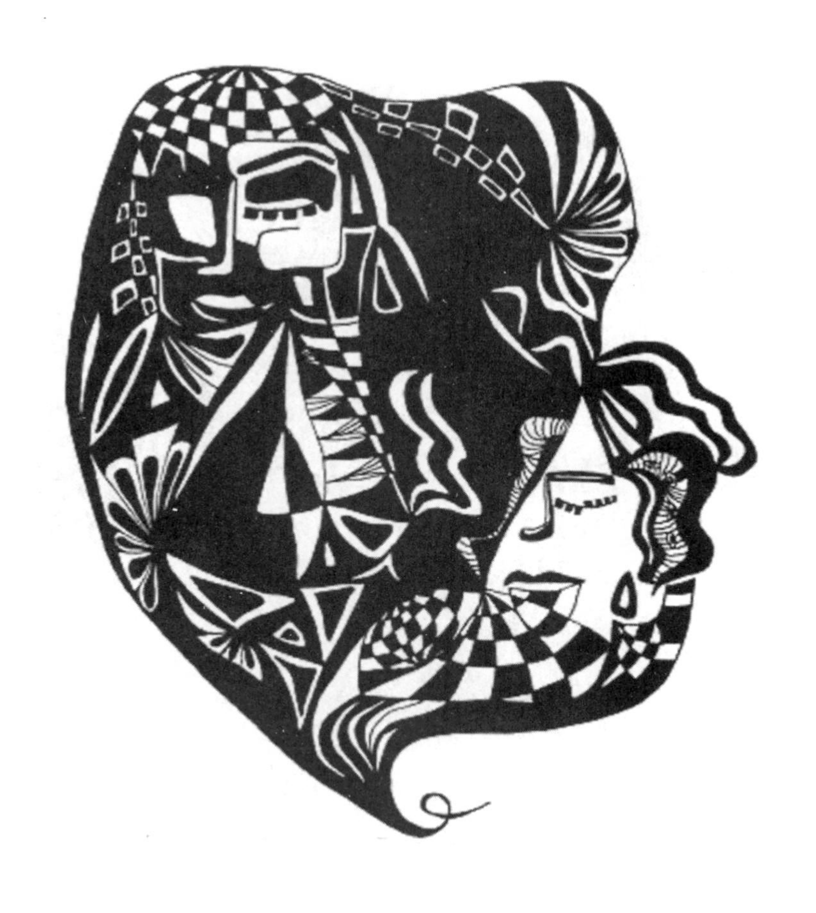

头脑有眼睛
而心有投入任何事物的胆识
我们要创造一个两者的合体
变得更有意识
达成我们内在悟性最极致的可能

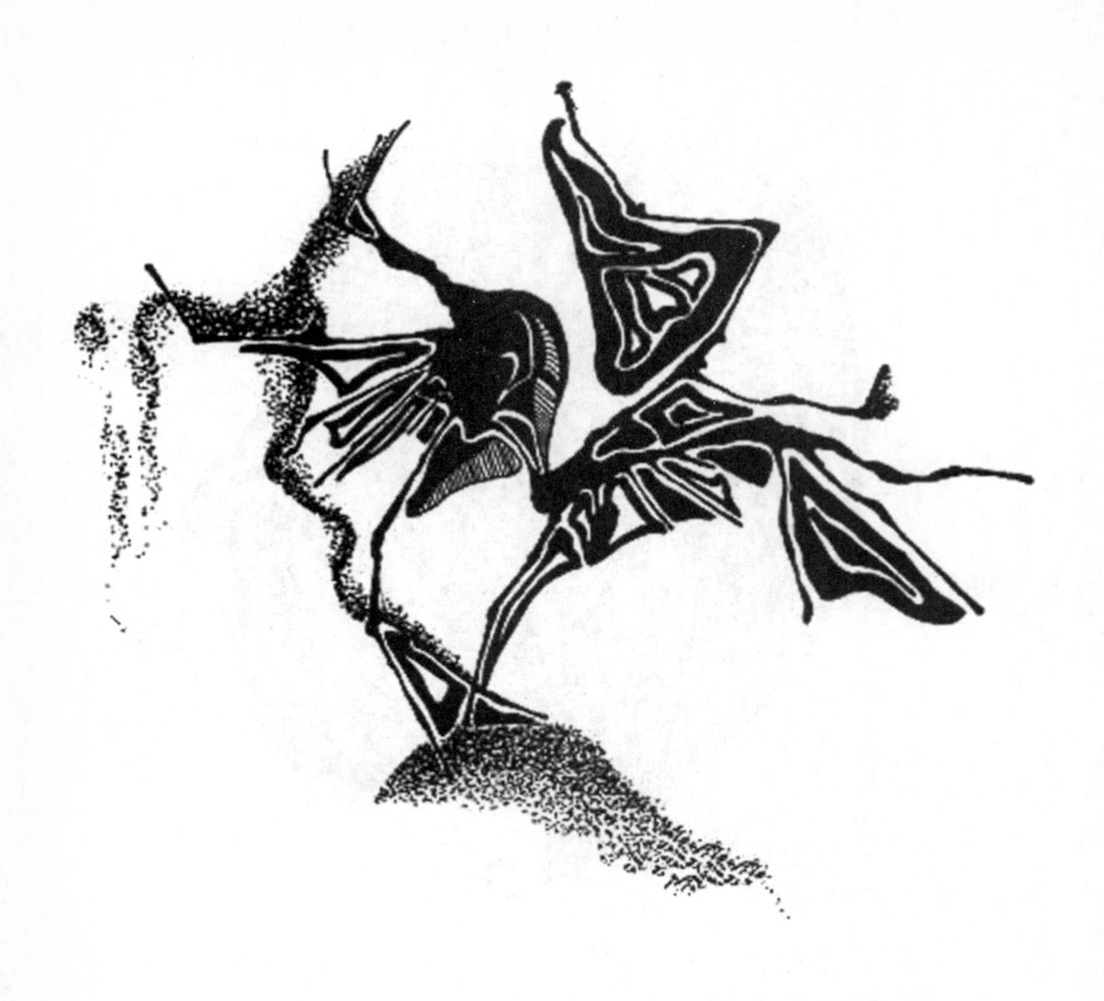

我们拥有的每一种能量都可以转化成相对的那一极

把愤怒转化为慈悲

把贪婪转化为分享

现在的我们

只是被赋予一个生命的潜能

我们需要学习如何去展现它

以身体为工具
以行动为证明
不以华丽的语言作讲义
不以虚幻的灵性教义去吸引
不做灵性的奴隶

愿唯用健康的身体
清明的思想
觉知的心智来为纯粹的瑜伽正名!

2012年7月17日

没有死板的教条
开放性的选择
欣喜的面对不断的变化
自我检查
重新发现
每个人都值得被爱与尊重

我们处理的唯一问题就是思维
而思维是可以改变的
施展力量的关键时刻就是当下……

2012年6月10日

关于Dharma的思考

一生中我们每个人有着各种不同的身份和职责。如果你对找到自己的Dharma感兴趣，首先应该在自己目前的行为举止上反思是否能支持、供养和维护到其他的生命；自己的工作或事业是否对其他人有益，能够帮助到他人走向光明和喜悦。然而，生活并不是这么容易，我们在每一件事情上所做的抉择都不会有完美的结果，如何让自己保持觉知和清醒？让自己的选择最大程度地发挥积极地影响？也许这是我们终生的课题和练习。

丹田与Bandha

昨天，听到一个概念，关于“丹田 ”，中国人现在很迷信这个词，而练习瑜伽的爱好者也对Bandha“锁”这个地方很感兴趣，下面简单介绍这两个概念。

脑为髓海，上丹田；心为绛火，中丹田；脐下三寸为下丹田。下丹田，藏精之府也；中丹田，藏气之府也；上丹田，藏神之府也。

Mula Bandha根锁，位于会阴和肛门之间；Uddiyana Bandha 向上飞的锁，位于腹腔；Jalandhara Bandha喉锁，

位于上颚和喉咙之间。

丹田的概念：重点在“田”上，意思是，你种什么进去，就会长什么出来，所谓的气运丹田也就是把气聚到你的丹田上。而气（prana）就是能量，Bandha“锁”住的也正是能量。如今“能量”在我看来是个被夸大或神化了的词，我更愿意探索的是实际的细节与精确度。“道可道，非常道”，当你很刻意去强调能量时，这“能量“俨然成为“负能量”了。

生命之气或宇宙能量无处不在，当你心志清明，带着热情去做一件事情时，能量也许不知不觉地就来了。能量就是一种恩典与祝福的表现：当恐惧与自私的想法占据你的思想时，你完全无法打开自己去接受任何的祝福与恩典；同样如果你在丹田这片田里种下了恐惧和自私，那你将得到冷漠和傲慢，走火入魔往往只在一念之差中，判断一个人是否有能量或气，去看看他的眼睛，去听听他所说的话，那里是否有爱的存在？！

PARIVRTTI
YOGA
碎语

3/4
CHAPTER

爱与恨是互补的，愤怒与慈悲是互补的，休息和工作是互补的，黑夜与白天也是互补的，看似对立的事物，其实是一个完美的整体，所有的东西都是相融的，不要在内心制造对抗，请容许两者并存，拥有一颗敞开的心吧！

如果你观察自然界的动物，他们是如此的敏感和充满智慧，他们始终在不断的进化当中，这是因为大自然充满了危险，他们必须保持警觉，所以，警觉是觉知的开始，觉知是进化的开始，进化是生命永恒的主题。

我们在学习瑜伽或者在探索生命的路上，有各种流派练习的方式摆在面前，但是，人有各种不同的形态和心理模式，练习同样的瑜伽套路是否合适？流派和练习方式让我们内心分裂，筑起围墙，浪费能量去争辩优劣，与其这样，还不如实在的去参与到练习当中，坚持诚实的表达自己。

人们常常喜欢给事物分类和贴标签：当我教授体式时，他们说我是Hatha瑜伽士；当我唱诵时，他们说我是Bhakti瑜伽士；当我讲解瑜伽经时，他们说我是Raja瑜伽士，这个标签都不是要去强调和分辨的，重要的是你是否能从每条道路当中看到同一个终点，并坚定走下去……

如果我们能持续不断的问自己，有一天那些问题会消失，只留下真实，那就是答案。我们想要知道自己是谁，在得到答案的同时，也知道了所有值得知道的事情。

在练习中才能更真实的发现身体左右的不平衡，身上的每个细胞都是我们头脑里所思所想的呈现，而这不是一个问题，是一份礼物，让我更愿意去了解和倾听自己，去接纳如此的自己。

当改变在体内发生时，感受它们，并为它们感到高兴，那就会有更多的改变即将发生。当我们越来越警觉和具有意识，将感到对自己的身体有更多的爱和慈悲，觉得自己与身体更亲密，我们和身体有一种新的关系升起了。

认识自己的独特性，我们不需要变得特别，进入内在去感受它，品味我们独有的特质像闪电般在内在迸发，没有人跟你一样的指纹，没有人跟你一样的声音，没有人跟你一样的味道，我们绝对是特殊的，我们不需要试着变得特别，我们已经是特别的了，没有比较，不跟任何人较劲——你就是如你所是的独特。

有时候，耳朵比眼睛还重要，很多东西用耳朵听比用眼睛看好，一个人内心的活动通过声音是无法掩饰的，细心一听就知道了，所以，检测你瑜伽练习很重要的一点是：你的声音是否发生了一些精微的变化，是否能持续表达自己真实的意愿，你那富有觉知的独特的声音震动频率，会带给所有聆听者如花朵绽放般的感受。

PARIVRTTI
YOGA

3/5
CHAPTER

影像志

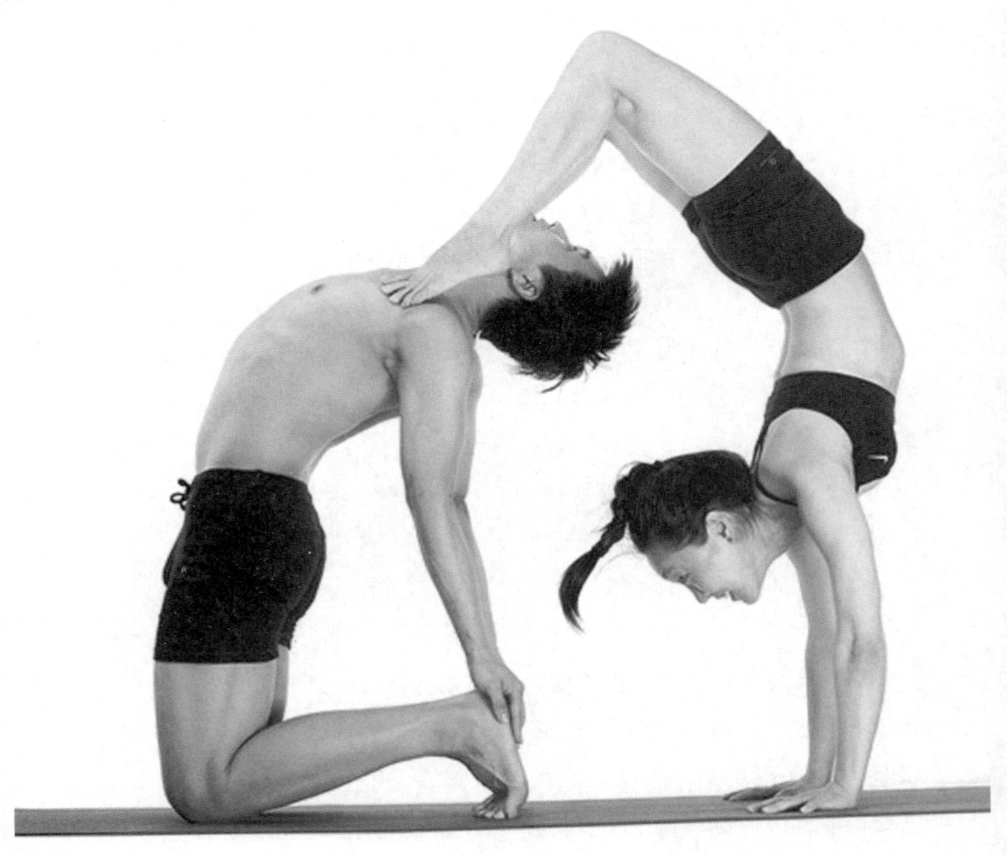

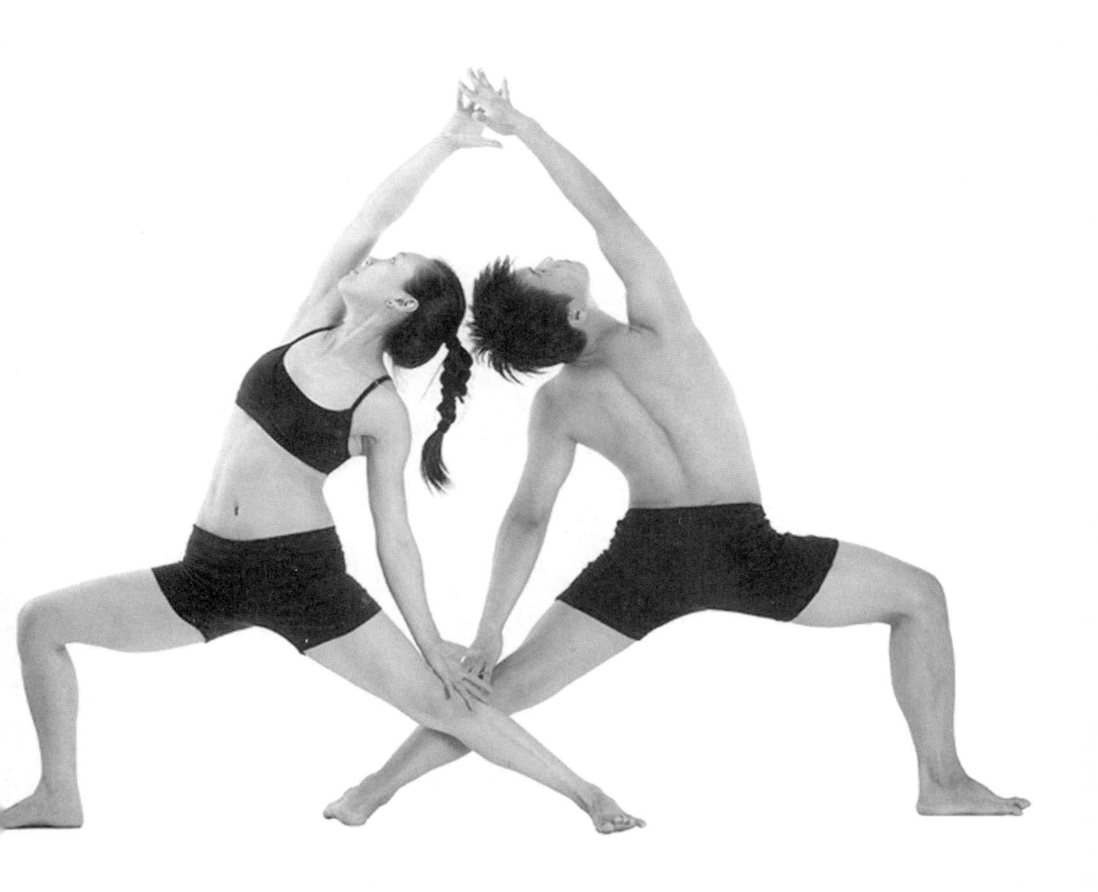

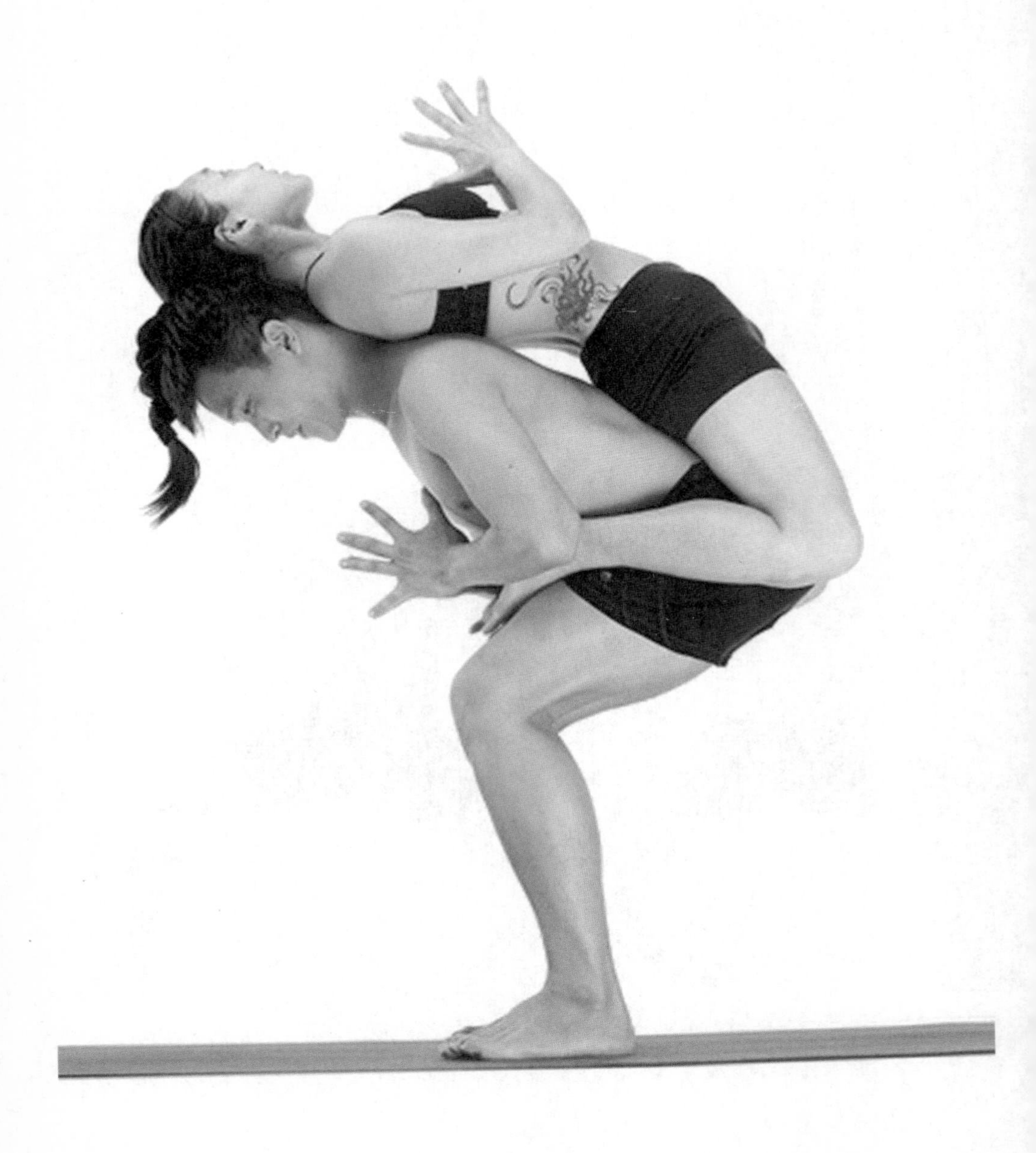

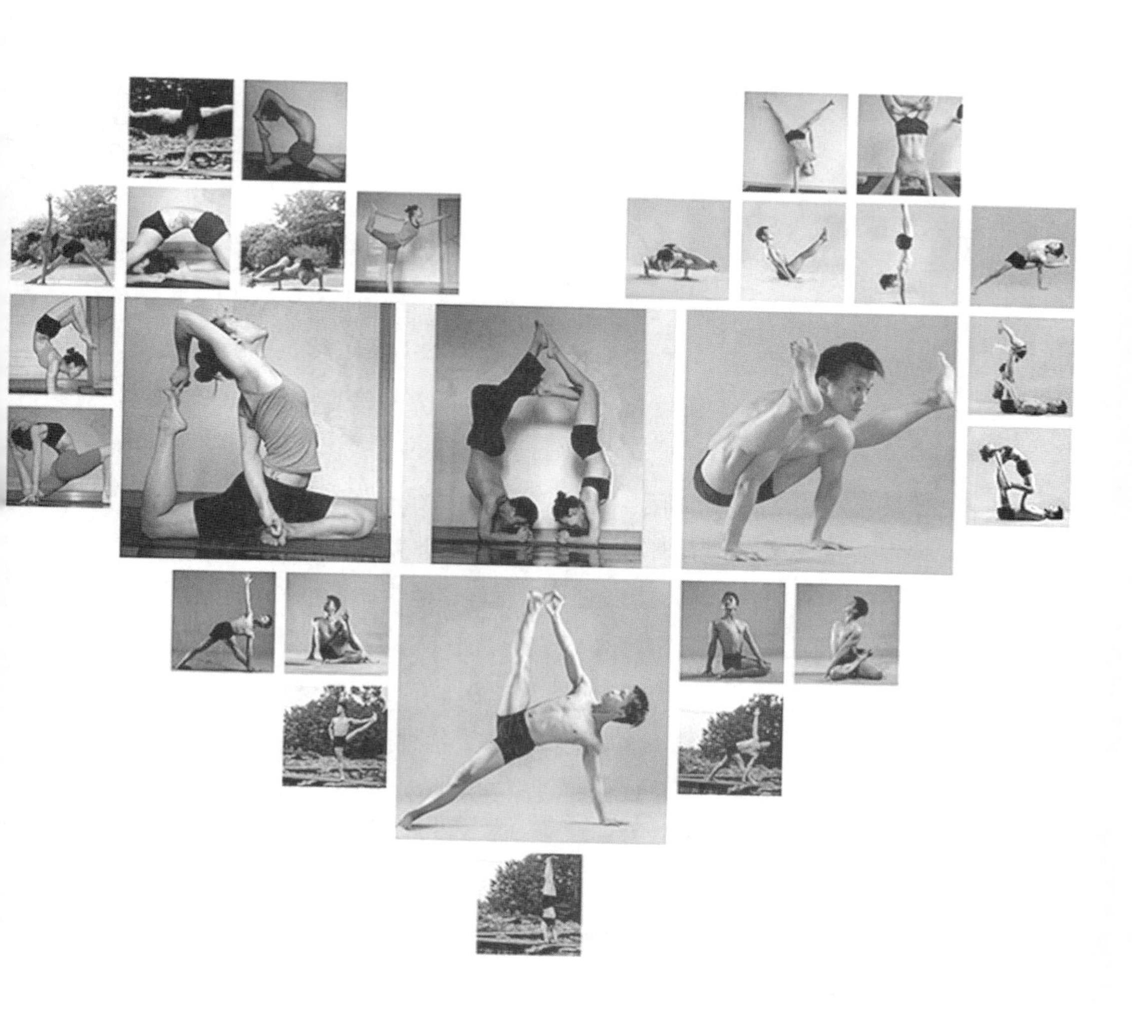

练习点滴，无处不瑜伽

PARIVRTTI
YOGA

3/6
CHAPTER

激活对生命的爱

大象会为死去的亲属哭泣，埋葬亲人后会定期去看望；土拨鼠会使用名词；乌鸦不止使用还会自己制造工具；老鼠会咯咯笑；母牛会做出一个小跳跃来表达喜悦；一些鸟类会寻找具有药用价值的泥土去处理它们的伤口和解毒……不要认为人类具有所有的智慧，不要认为只有人类才会沟通，所有的生命都会。

当我们越来越了解地球上的生命，你会为他们的智慧而惊叹，它们和人类一样，抱着梦想和欲望，去逃离困苦和折磨，想要被爱和获得安全。我们的动物邻居们是多么的美丽、聪慧和富有爱心，他们也有爱、痛苦、悲伤和欢乐等情感，然而人类有时却剥夺这些非凡朋友的生命；他们和我们一样，都渴望过着平静和谐的生活。

素食是一种选择，但没有任何人有资格站在道德的高度去批判他人的选择。我们的生命和其他生命一样，如果你不关心别人的生命，你又有什么权利为自己要求同样的权利呢?

我们是6年素食和2年纯素（Vegan）生活者，这样的饮食和生活习惯并没有对我们的瑜伽练习制造任何的问题，合理、均衡的素食搭配，有效的瑜伽练习，让我们的生活越来越轻松与自在，在思想层面上越来越放松与专注。

社会有上越来越多的人开始关注健康环保的生活理念，如周一素食，拒绝使用动物皮草、低碳生活、定期清理房间不用的囤积物、领养宠物、多使用公共交通工具等，这都是很值得我们去尝试的。我们无法避免伤害，但是我们可以减少伤害，从我，从你做起，祝福每一个生命。!

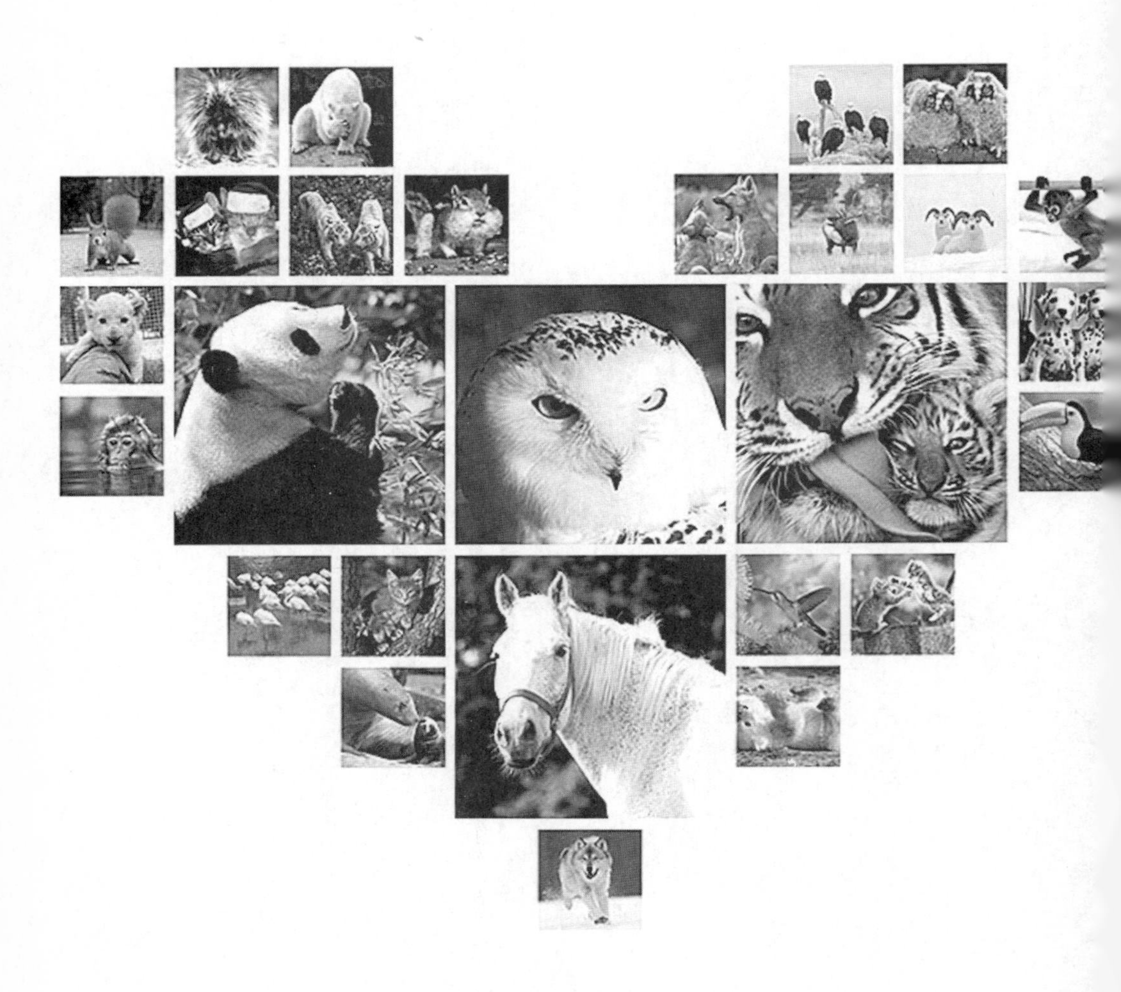

谢谢你对动物的关爱

PARIVRTTI
ALIGNMENT
YOGA

待 续

KEEP GOING

DREAM &
LOKAH

如同自序所说的一般，再华丽的文字、再浩瀚的篇章也无法涵盖瑜伽的奥秘，愿我们共同增长力量与智慧，有更多的勇气去找到属于我们自己的快乐。

把这些在瑜伽垫上获得的礼物带入到我们的余生当中，愿我们都走在美好当中……

瑜伽是一盏支持我们生命的灯，一旦点燃，永不熄灭。